VINICIUS IRACET

O HOMEM
QUE APRENDEU A OUVIR A VOZ DE
DEUS

O homem que aprendeu a ouvir a voz de Deus
Copyright © 2023 by Vinicius Iracet
2ª edição: Fevereiro 2024
Direitos reservados desta edição: CDG Edições e Publicações
O conteúdo desta obra é de total responsabilidade do autor e não reflete necessariamente a opinião da editora.

Autor:
Vinicius Iracet

Preparação de texto:
3GB Consulting

Revisão:
Gabrielle Carvalho
Rebeca Michelotti

Projeto gráfico e capa:
Jéssica Wendy

DADOS INTERNACIONAIS DE CATALOGAÇÃO NA PUBLICAÇÃO (CIP)

Iracet, Vinicius
  O homem que aprendeu a ouvir a voz de Deus : aprenda você também a ouvir / Vinicius Iracet. — Porto Alegre : Citadel, 2023.
  160 p. ; il.

ISBN 978-65-5047-250-4

1. Deus 2. Espiritualidade 3. Cristianismo 4. Desenvolvimento pessoal I. Título

23-4257   CDD 248.4

Angélica Ilacqua - Bibliotecária - CRB-8/7057

Produção editorial e distribuição:

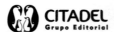

contato@citadel.com.br
www.citadel.com.br

VINICIUS IRACET

O HOMEM QUE APRENDEU A OUVIR A VOZ DE DEUS

APRENDA VOCÊ
TAMBÉM A OUVIR

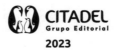

CITADEL
Grupo Editorial

2023

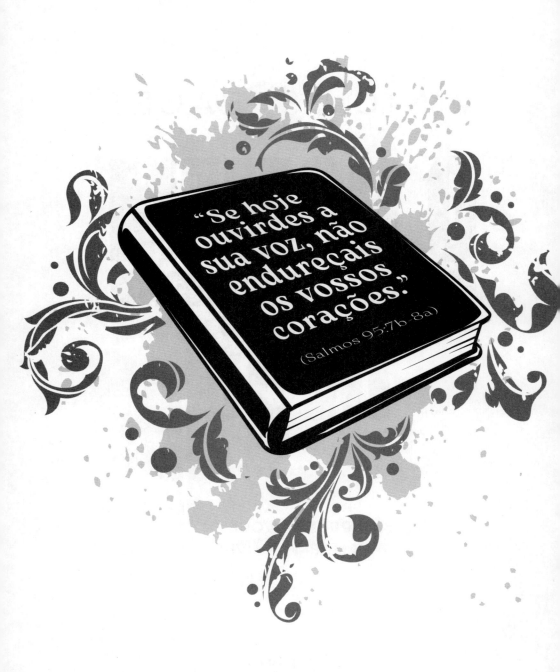

INTRODUÇÃO

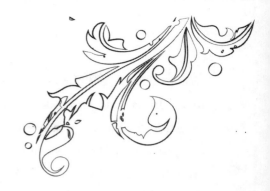

Viver na ignorância é uma das piores maneiras de viver. Aprendi que a palavra *ignorante* não é uma ofensa quando dita com amor, mas também que ser ignorante é uma escolha – sem noção do perigo que representa. O que adianta eu ter uma Ferrari em casa e não saber ligá-la? Ou ter um fogão em casa e fazer o fogo no jardim para cozinhar o almoço só por não querer aprender a usá-lo?

Assim somos nós quando não acessamos o entendimento espiritual dos benefícios de aprender a ouvir a voz de Deus. Precisamos entender que temos acesso a algo e a alguém que não apenas irá facilitar e abençoar a nossa vida, mas que também nos fará acertar na vida e não mais errar. Parece até utopia dizer que há como viver neste planeta sem errar, mas é possível se aprendermos a viver com os ouvidos à porta dos céus.

A Bíblia diz que "Em parte conhecemos e em parte profetizamos" (1 Coríntios 13:9a). Deus, por outro lado, é onisciente, onipresente e onipotente, isto é, Ele tem todo o conhecimento, está em todos os lugares e tem todo o poder. Deus tem conhecimento dos livros que não foram escritos, das mensagens que não foram ditas, dos mistérios e riquezas espirituais que revolucionarão a vida de quem se conectar a eles...

Compreender a dimensão das coisas espirituais é imprescindível para adentrarmos no profundo dos mistérios de Deus. As revelações são um oceano, e o que conhecemos é apenas uma gota desse imenso mar. Minha vida tem sido abençoada diariamente com essa grande revelação divina, que tem norteado a minha jornada.

Jesus multiplicou pães e peixes porque toda a matéria está sujeita ao comando divino. Isso é impressionante; só de imaginar: UAU! A multiplicação dos pães e peixes veio por uma voz. Entenda isto: quando a matéria pão e a matéria peixe ouviram a voz de Jesus, elas se multiplicaram. Porque tudo nesta Terra e tudo, absolutamente tudo, que foi criado tem ouvidos, ainda que não vejamos. Tudo reage à voz de Deus. Na voz de Deus há a presença Dele; é por isso que sentimos a presença divina quando ouvimos a voz de Deus.

Entendo que todos que estão lendo esta obra são pessoas proféticas, independentemente de suas crenças. Pessoas proféticas acreditam em sinais e não negam a espiritualidade, ainda que lá no fundinho do coração. Há uma dúvida na mente de muitos: será que Deus fala? E, se sim… como, então, posso ouvi-lo?

Acredito que, quando Deus coloca o amor ou a curiosidade no homem pelas coisas espirituais, este está recebendo um convite eterno para conhecê-lo melhor. Não será o título que o atrairá, nem a capa de um livro…

Tudo é governado por vozes neste mundo. Qual voz você tem ouvido nos últimos dez anos em sua vida?

SUMÁRIO

Deus fala?	9
Vozes que ecoam em nós	15
As vozes da Trindade	23
Por que aprender a ouvir suas múltiplas manifestações?	31
Sinais de que Deus está falando	35
Desenvolvendo o ouvido para escutar Deus	41
Dez fatores que nos impedem de ouvir a voz de Deus	47
Primeira forma de Deus falar: Sua Palavra – a Bíblia	55
Segunda forma de Deus falar: a natureza	59
Terceira forma de Deus falar: por meio das pessoas	61
Quarta forma de Deus falar: as circunstâncias	63
Quinta forma de Deus falar: a paz interior	67
Sexta forma de Deus falar: por meio da sabedoria	69
Sétima forma de Deus falar: uma intervenção sobrenatural	71
Oitava forma de Deus falar: por meio dos sonhos	73
Nona forma de Deus falar: visões	81
Décima forma de Deus falar: transe ou êxtase	89
Décima primeira forma de Deus falar: profetas e profecias	91
Décima segunda forma de Deus falar: a consciência	99
Décima terceira forma de Deus falar: pensamentos	101
Décima quarta forma de Deus falar: os anjos	105
Décima quinta forma de Deus falar: as pregações	107
Décima sexta forma de Deus falar: voz audível	109
Décima sétima forma de Deus falar: eventos sobrenaturais	111
Décima oitava forma de Deus falar: atos proféticos	113

Décima nona forma de Deus falar: por meio do nosso corpo 115

Vigésima forma de Deus falar:

impressões no espírito ou testemunho interior 121

Vigésima primeira forma de Deus falar:

línguas e suas interpretações 125

Vigésima segunda forma de Deus falar: a voz do Espírito Santo 127

Como ativar as revelações 133

Preparando-se para escutar 137

O ouvir a Deus e o nosso propósito 141

Deus se move por pactos 147

A importância da revelação de Deus 151

Epílogo 159

DEUS FALA?

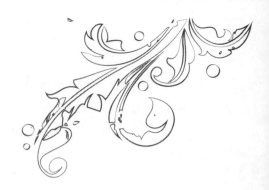

Quando eu era criança, mesmo não sendo de família cristã, Deus falava comigo. Com mais ou menos oito anos de idade, muitas vezes, ia ao banheiro e lá ouvia uma voz que apontava os meus erros. Coisas de criança, desobediência, rebeldia... Fui crescendo e aquela voz me acompanhou, sempre falando comigo. Ao me aproximar dos treze anos de idade, pensei que aquela voz era a minha consciência (uma consciência muito crítica, diga-se de passagem). Naquela época, pensei que me cobrava demais (até hoje me cobro bastante); no entanto, descobri que era Deus falando comigo.

Você e eu somos espírito, alma e corpo, e nosso espírito prestará atenção ao que Deus está falando, mesmo que sua mente esteja dispersa. Tudo que há em nós reage ao mundo espiritual. Costumo afirmar que somos reagentes, pois somos sensíveis a ambientes espirituais e sentimos as coisas.

Quanto mais vivo, mais descubro minha conexão com Deus e minha necessidade de ouvir Seus comandos, que são direções sobrenaturais para minha vida. Compreendi que Deus sabe sobre o futuro e que preciso, com sua ajuda, conhecê-lo também. Apesar de o futuro ser algo distante para muitos, ele sempre é "logo ali". Me fascina o fato de caminhar à frente do meu presente, pois hoje vejo que é possível ter um vislumbre do amanhã.

Entenda que não estou falando de religião, e quero fazer um combinado com você: falaremos apenas de Jesus, Sua voz e Sua palavra.

Então, leia este livro deixando de lado todas as barreiras. Não falaremos de religião neste livro.

O trecho do salmo a seguir é muito útil para entendermos a dificuldade que a maioria das pessoas tem:

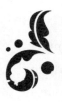

> "Como gostaria que o meu povo me ouvisse, que o povo de Israel me obedecesse! Eu derrotaria logo os seus inimigos e castigaria todos os seus adversários"
>
> (Salmos 81:8; 13-14)

Esses versículos nos trazem um relato muito triste, diretamente ligado à dificuldade daquele povo de ouvir a Deus. Hoje ocorre o mesmo, pois as pessoas não O estão ouvindo. Se O ouvissem, não entrariam em algumas batalhas e não tomariam decisões erradas.

Sim, Deus fala. Todavia, a Bíblia diz que as pessoas não querem escutar a Sua voz. Esse é o motivo pelo qual muitos vivem uma vida derrotada, uma vida espiritual desconectada de Deus. Então, tudo é feito na força do braço ou até mesmo usando aquele jeitinho que não vem de Deus para conseguir as coisas, para avançar... muitas vezes a preço de sangue ou passando por cima dos outros. Nada disso é necessário se aprendermos a ouvir a voz de Deus.

Se escutarmos a voz de Deus, Ele dará vitória sobre nossos adversários, sobre todo aquele que se coloca contra nós. Vamos convir que existe muita maldade no mundo, e viver sem proteção beira a insanidade. É extraordinário saber que ouvir a Deus nos garante vitória. Não obstante, há situações em que Deus opera um milagre e o mal volta. Por quê? Por causa da distração, as pessoas teimam em não prestar atenção aos sinalizadores diários de Deus falando. Tudo fala, absolutamente tudo.

> Deus pode usar tudo e todos para nos apontar um caminho bom e seguro.

Será que você está prestando atenção ao que Deus está lhe direcionando a fazer? Quantas vezes Deus tem falado e não temos escutado? Muitas vezes Deus falou algo específico que necessitávamos ouvir, mas estávamos muito atarefados e com tanto café no corpo que não percebemos aquilo que Ele estava ecoando em nós.

Um sentimento é tudo que muitas vezes precisamos para mudar de rota. Isso pode ser bom e perigoso ao mesmo tempo. Creio que Deus envie os seus alertas ao nosso coração para avisar de um caminho errado, para nos tirar até mesmo de más amizades ou de negócios ruins.

Precisamos ter a certeza de que Deus fala; todavia, precisamos estar atentos às sinalizações do espírito de que realmente é a voz de Deus que estamos ouvindo. Por isso, creio que uma das lições mais valiosas que podemos aprender é como escutar a Deus.

Não me canso de estudar e falar sobre esse assunto porque sei que a voz de Deus é poderosa. Quando a compreendemos, ela nos alinha ao nosso propósito e nos tira até mesmo de lugares onde entramos precipitadamente.

É muito fácil sairmos daquilo que Deus desenhou para nós, mas, quando Ele fala, nos coloca nos trilhos novamente.

Precisamos nos familiarizar com as maneiras como Deus fala conosco, pois só conseguimos ter a máxima percepção daquilo com que somos familiarizados; ou seja, se não sou familiarizado com uma bola de futebol, não vou saber jogar com ela, não terei a percepção certa daquele objeto encostado no meu pé. Assim, precisamos nos familiarizar constantemente com a Palavra de Deus, com os sonhos proféticos e com outros sinais Dele. Somos e precisamos ser pessoas sensíveis, que acreditam nas revelações de Deus e que entendem os métodos que o Eterno usa para falar conosco.

> A voz de Deus restaura o propósito original Dele para as nossas vidas.

Deus nos fala hoje com tanto poder quanto na época em que a Bíblia foi escrita. É necessário, porém, entendermos que Ele tem muitas maneiras de comunicar-se conosco e que não quer limitar a Sua forma de falar com o ser humano. Uma dica valiosa para nos certificarmos de que é Deus falando é: tudo o que Ele falar estará na Palavra Dele. Deus nunca nos conduzirá a fazer algo, seguir uma instrução, que seja contra a Bíblia ou seja desrespeitoso ou imoral. Fui testemunha de pessoas torcendo e distorcendo a Palavra de Deus a seu bel-prazer, mas estas darão conta disso no Grande Dia. Tenha temor quando você falar que Deus falou com você.

Por que Deus quer falar conosco?

A primeira e principal informação que Deus imprime em nós quando Ele fala é que ama tanto as pessoas quanto toda a sua criação de planetas, estrelas, sol, lua etc. Você consegue imaginar que vale mais do que todas as estrelas do céu juntas? Na verdade, a voz de Deus é a voz do mais lindo amor, ecoando para nos despertar a Lhe darmos total atenção e sermos orientados para viver uma vida próspera e feliz.

Alguns dias atrás, eu estava muito ansioso a respeito de um grande negócio. Havia feito tudo certo para que a resposta viesse cedo, então pedi para Deus falar comigo e me responder se o negócio daria certo ou não. Ouvi Deus me falar: *Descansa o teu coração, pois logo receberás a mensagem de que foi destrancado o teu negócio.* Para a Glória de Deus, em menos de quarenta minutos recebi a mensagem afirmativa.

O Espírito Santo, que recebi no dia em que aceitei Jesus como meu Senhor e Salvador, quer dialogar comigo, Ele é meu mentor para ver e ouvir a voz de Deus. Se você não O conhece, faça a oração a seguir comigo:

"Querido Espírito Santo, eu Te adoro e quero sentir o Teu amor me envolvendo. Ajude-me a ouvir a voz de Deus, preciso que me guies e treine meu ouvido para entender tua perfeita vontade. Em nome de Jesus. Amém."

Entenda, existem algumas razões para Deus querer falar conosco, e uma delas é o fato de necessitarmos da Sua direção clara e concreta para nossa vida (assim como ocorreu a Josué, Moisés, Jacó, Noé e outros personagens bíblicos). Na mesma intensidade com que Deus falou no passado, Ele fala hoje. Ele quer revelar-se a nós.

Outra razão pela qual Deus fala nos nossos dias é porque Ele sabe que necessitamos de consolo. Além disso, Deus quer nos dar segurança do que fazer, assim como dava às pessoas das Escrituras Sagradas. Não creio que Abraão sairia do meio da sua parentela para o lugar que Deus mostrou se ele não tivesse certeza da voz de Deus.

Essa convicção da voz de Deus é algo tão forte que mexe muito com quem aprende a ouvi-la.

Muitas vezes, quando Deus fala, encontramos barreiras de contrariedade, porque as pessoas não entendem o que estamos entendendo, não veem o que estamos vendo; mas Deus nos dá a certeza de que, se fizermos aquilo que Ele está falando, seremos grandemente abençoados – assim como serão as pessoas que estão ao nosso redor.

Contudo, a razão mais importante pela qual Deus fala conosco nos dias de hoje é para O conhecermos. Quando conhecemos a voz de Deus, inteiramo-nos também da Sua pureza e retidão. A incredulidade e outras barreiras não têm mais força em nós, porque, quando ouvimos a voz de Deus, ela nos limpa de toda a corrupção que possa ter entrado em nossos ouvidos.

> A voz divina carrega em sua configuração uma fé extraordinária.

A voz de Deus traz uma fixação ao seu espírito que dobra qualquer vontade humana que não esteja de acordo com o destino que ele tem para a sua vida.

VOZES QUE ECOAM EM NÓS

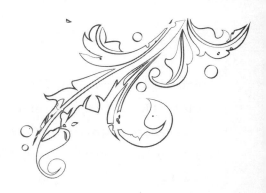

Como identificar a voz de Deus em nossa mente

As pessoas têm muitos conflitos, questionando se de fato Deus fala com elas ou se é algo produzido pela sua própria cabeça – o que causa enganos. Quando Deus começou a falar constantemente comigo, tive essa dúvida. Fui atormentado por isso por quase uma semana até receber a resposta de Deus.

Sempre tive um costume: quando começo a entrar em guerra na minha mente, vou orar. Sempre funcionou como um santo remédio para acalmar o turbilhão de respostas de que a minha mente vai à caça.

O Senhor me disse que a Sua voz conta com revelação sobrenatural de um fato que desconheço, e que a segunda coisa que a distingue da consciência e das outras vozes são os resultados que ela produz.

A mente humana tem inclinação para fazer coisas erradas, lógicas e limitadas. A tolice sempre estará com o homem. Mas a voz de Deus é diferente, ela também fala conosco quando estamos nos tornando agressores de nós mesmos ou quando estamos prejudicando outros.

Quando queremos ouvir a voz de Deus, a primeira coisa que precisamos fazer é aprender a falar menos e ouvir mais. E isso é algo que as pessoas têm bastante dificuldade de fazer, ouvir em vez de falar. No entanto, se queremos conhecer o nosso destino, é necessário ouvirmos mais a Deus e falarmos o mínimo possível. Ele é a fonte do nosso futuro, pois ninguém nos conhece mais do que Deus, ninguém sabe mais sobre o nosso amanhã do que Ele. Por isso, precisamos ter os ouvidos atentos ao que Ele quer nos revelar.

Muitas vozes ecoam no nosso interior e ao redor de nós. Por esse motivo, é indispensável compreendermos a diferença de quando é a nossa mente falando, quando é a voz do diabo e quando é a voz do Espírito Santo nos dirigindo.

Três vozes para discernir

Guarde bem o que vou lhe falar: existem pessoas com alta sensibilidade para ouvir o espiritual. Essas pessoas têm um propósito especial nos planos de Deus aqui na Terra.

É nossa responsabilidade individual conhecermos nosso propósito.

A voz do Espírito Santo

 "Mas o auxiliador, o Espírito Santo, que o Pai vai enviar em meu nome ensinará a vocês todas as coisas, e fará com que lembrem de tudo o que eu disse a vocês."

(João 14:26)

O Espírito Santo nos fará lembrar de todas as coisas que Deus diz. O versículo anterior está dizendo que o Espírito Santo se comunica com os nossos pensamentos. Deus fala em voz audível, por meio de visões, de sonhos, muitas vezes por meio da Palavra (da Bíblia), mas também em nossos pensamentos.

É por isso que temos ideias que vêm direto de Deus. Há inspirações que recebemos sobre determinadas coisas, ou até mesmo uma preocupação sobre alguém próximo, que podem ser uma revelação. Muitas vezes é Deus falando conosco, é Ele colocando dentro de nós aquela urgência ou aquela palavra.

A voz de Deus vem carregada de amor e com um sentimento de quebrantamento que nos faz perdoar, voltar a falar com pessoas que nos feriram e até ajudar quem nos prejudicou, se necessário.

Você pode perguntar como podemos conhecer a voz do Espírito Santo. Então faço outra pergunta: "Como alguém conhece a voz da sua esposa e dos seus filhos?". Por causa da intimidade, pela convivência. Assim, se tivermos intimidade com o Espírito Santo, vamos nos acostumar à voz Dele. Vamos perceber e entender quando é Ele que está falando ou se é nosso pensamento que está se manifestando. Isso vai ficando mais claro à medida que temos intimidade com Deus e que nos aproximamos do Espírito Santo.

Deus tem algumas formas muito peculiares de falar comigo, e, quando Ele quer realmente que eu tome uma direção diferente da que estou vivendo, usa algo impactante. Sempre que Deus quis mudar a rota da minha vida, Ele me impactou usando sonhos. Quando Deus me dá uma direção em sonho, sei que é Ele falando comigo porque aquilo fica gravado em mim. Da mesma forma, quando o Espírito Santo fala em meus pensamentos, isso fica muito claro no meu interior, e não consigo me desligar daquele pensamento, pois ele ocupa minha mente e permanece ali, mesmo eu tentando ignorá-lo.

O tempo vai passando, e precisamos zelar para não esquecer o que Deus fala conosco. Dias atrás, comecei a escrever as coisas que Deus falou comigo e me surpreendi com aspectos que eu já estava esquecendo, mas que estavam bem vivos dentro de mim a ponto de eu me lembrar de detalhes.

Uma das coisas que mais me impactaram foi quando Deus deu o meu chamado. Por três noites consecutivas, despertei declarando uma passagem bíblica: "A voz que clama no deserto!". Lembro que, quando isso aconteceu pela primeira vez, acordei declarando aquele versículo: "Voz do que clama no deserto, preparai o caminho do Senhor, endireitai no ermo veredas a nosso Deus" (Isaías 40:3; Marcos 1:3; João 1:23).

Interessante que eu não havia decorado tal versículo bíblico, e ainda assim ele estava no meu espírito quando acordei. Quando algo é colocado no seu espírito, aquilo fica gravado em você. Se Deus fala à sua mente, Ele faz você se lembrar daquilo para a vida toda. Há coisas que falam conosco em sonhos e visões cujas experiências são tão fortes que, mesmo que os anos passem, ficam claras e marcadas em nós como no dia em que as tivemos.

Foi assim no dia em que tive a visão do manto de veludo vermelho, cor de sangue, entrando no escritório do meu pai, no início da minha conversão. Nunca vou me esquecer da cor daquele veludo real, como eu nunca havia visto. Era lindo, e lembro-me de suas pontas bem franzidas, da sua altura e robustez. Foi a forma como conheci o Espírito Santo, Seu poder e Sua presença. Eu não sabia que Ele se tornaria meu mentor e meu melhor amigo a partir daquele dia. Você pode até pensar que isso é uma loucura total, mas é a mais completa verdade. Experiências com Deus falam comigo até enquanto escrevo este livro. Os anos passaram e ainda consigo me lembrar exatamente de tudo que vi naquele episódio.

Lembro-me também dos versículos que Deus falou para mim e da experiência que tive de arrebatamento, em que anjos de Deus me banhavam com cucharras e baldes. Ainda carrego a impressão de que essas coisas aconteceram há algumas horas, pois ficaram gravadas em mim. Assim, também ficou impressa em minha mente a primeira profecia que recebi, de uma senhora de idade que me abraçou e começou a profetizar sobre mim. Nunca esqueci o que aquela mulher falou. Aquilo ficou gravado no meu coração. Já se passaram vinte anos, e aquelas palavras permanecem vivas no meu interior.

É isso que acontece quando Deus fala conosco; a palavra permanece viva, embora se passem anos. Mesmo que não busquemos na memória, vamos lembrar exatamente o que Ele falou. Por isso Jesus disse que iria para o Pai, mas deixaria o Espírito Santo (para que as pessoas se lembrassem de tudo que Ele disse).

As parábolas de Jesus e o próprio *Sermão da Montanha* são bem extensos, mas os discípulos puderam reproduzi-los porque a Palavra de Deus se tornou viva dentro deles, permanecendo tão presente que não conseguiram esquecê-la.

Por isso, a Palavra de Deus precisa tornar-se viva dentro de nós, para que não venhamos a esquecê-la. O salmista diz, no Salmo 119: "Guardei a Tua Palavra no meu coração para não pecar contra ti". É possível e necessário assimilarmos e guardarmos a Palavra de Deus em nós.

Em uma entrevista, perguntaram-me sobre o título de "profeta" que recebi, e eu disse que me lembrava muito bem de quando Deus falou comigo, dizendo que por muito tempo eu havia permitido que o meu ministério pastoral se sobrepusesse ao meu ministério profético. Falou ainda que havia me chamado como profeta e que era assim que Ele queria que eu me posicionasse. Até aquele dia, eu me concebera como pastor e me apresentava como tal.

> A voz de Deus deixará marcas no seu interior.

Todavia, daquele momento em diante, assumi a minha posição, porque não posso rejeitar o que Deus me falou.

As pessoas podem falar o que quiserem e dizer o que pensam, mas o que Deus fala com cada um fica gravado dentro do seu interior e nunca, jamais, é esquecido. É por isso que as pessoas não esquecem sonhos proféticos que tiveram vinte ou trinta anos atrás; porque as impactaram e as marcaram por dentro.

"A voz do SENHOR é ouvida sobre as águas; o glorioso Deus troveja, e sobre os mares se ouve a Sua voz. A voz do SENHOR é cheia de poder e majestade; a Sua voz quebra as árvores de cedro, quebra até os cedros dos montes Líbanos."

(Salmos 29:3-5)

Não haverá uma única vez que Deus falará com você e isso não o tocará. Não acredito em pessoas que dizem que Deus falou com elas e que permaneceram fazendo as mesmas porcarias. Quem ouve a Deus nunca permanecerá igual.

A voz da mente

Podemos dizer que a voz da nossa mente é calculista, racional, por isso vai sempre conduzir-nos pelo caminho da razão. Por exemplo, se alguém nos fez algo ruim, a mente vai questionar a necessidade de perdoar, fazendo-nos lembrar que foi a pessoa que errou contra nós e que não temos que nos desculpar. Nossa mente é guiada pelas nossas opiniões pessoais, crenças e conhecimento humano, e não pela fé ou pela Palavra de Deus.

A voz do diabo

A voz de Satanás, por sua vez, vem cheia de dúvidas, traz medo, insegurança, e vai, definitivamente, contra a Palavra de Deus. Sua voz emana do exterior de uma pessoa, e não do seu interior; traz condenação e culpa e nenhum tipo de verdade.

A voz de Satanás sempre vai lutar contra as outras vozes dentro de alguém, isto é, se oporá à voz da mente e à voz do Espírito (isso quando o Espírito Santo está naquela vida).

Quando alguém nos fala mentiras, ficamos desconfiados, receosos e arredios, e é assim também quando o diabo fala conosco. Não conseguimos ter confiança nas suas palavras, elas geram incerteza e desconfiança. Essa voz também carrega tolices, tentando nos levar a fazer coisas que não são vontade e direção de Deus.

É preciso discernimento espiritual

Por tudo isso, é muito importante aprender a reconhecer quando é a voz da nossa alma e quando é a voz do Espírito que fala. A única maneira de dissociar a voz do Espírito Santo da voz da alma é estar acostumado com as coisas do Espírito; ou seja, é necessária uma clareza espiritual para compreendermos o que é voz do Espírito e o que não provém Dele. Precisamos estar ambientados à presença que está na voz do Espírito.

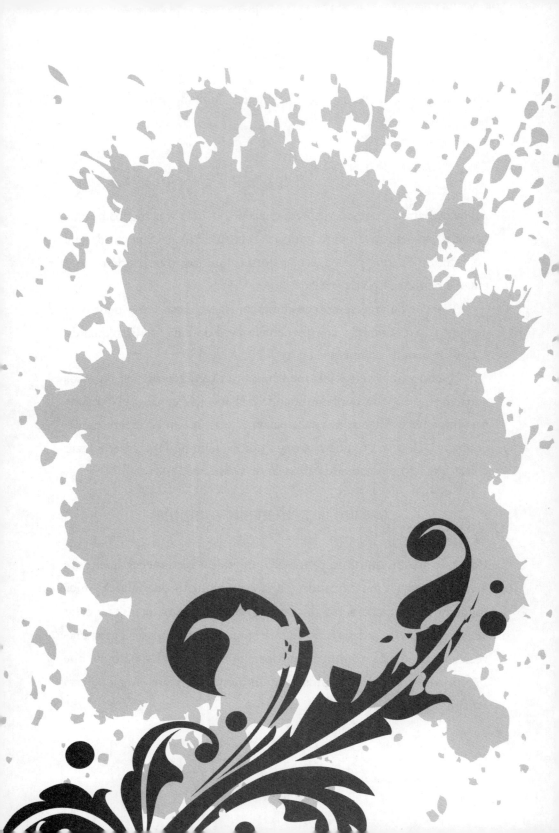

AS VOZES DA TRINDADE

Recebi algumas revelações especiais de Deus que desejo compartilhar. Em primeiro lugar, precisamos entender que Deus está sempre falando. Mesmo que alguém não O tenha ouvido hoje, Deus já falou com essa pessoa. Talvez ela tenha estado muito distraída para ouvi-Lo, mas certamente Ele falou ontem, anteontem... e desde o dia do nascimento de cada um, Ele tem tentado se comunicar.

A questão é que são muitas as vozes que ouvimos. E, enquanto não distinguirmos a voz do Pai, a voz do Filho e a voz do Espírito Santo, estaremos sempre pedindo que Deus fale conosco, reclamando que Ele está em silêncio. Mas o fato é que os três falam, e é possível identificar a voz de cada um deles. Inclusive, podemos dizer que esse é o grande desafio de uma vida: aprender a distinguir a voz de Deus Pai, de Deus Filho e do Espírito Santo. Se conseguirmos distinguir a voz de um e a voz de outro das demais vozes que estão ao nosso redor, não apenas teremos muito sucesso, mas também viveremos debaixo de céus abertos.

O Espírito Santo está em nós, pois Ele habita em nós. Quando aceitamos Jesus, recebemos o Espírito Santo, e é Ele quem mais se comunica conosco diariamente. Todavia, há momentos em que o Pai fala, e, em outros eventos (como o dia do nosso chamado), quem vai dar a voz de comando é o Filho. Por exemplo, o dia em que recebemos o dom do ministério, isso é feito pelo Filho. Jesus é quem concede os cinco dons ministeriais.

A voz do Pai, quando é ouvida, faz surgir a perfeita adoração, que enche o interior da pessoa. Nesses momentos, o que transborda do coração é gratidão por Jesus e amor por Ele. Toda vez que sentirmos um amor extraordinário por Jesus é porque a voz do Pai cruzou por nós. Isso porque a voz do Pai aponta para Jesus.

Compreenda, pois, que o Pai fala, o Filho fala e o Espírito Santo também fala. Todo homem que discerne a voz de um e a voz dos outros é atraído para um ambiente sobrenatural. Algumas pessoas já ouviram a voz dos três, Pai, Filho e Espírito Santo, mas não as identificaram nem aprenderam com essas vozes. Diferenciar e compreender tais vozes nos faz entrar em outros níveis proféticos e de poder de Deus; nos faz crescer e mudar de estação.

> *A voz do Pai, quando é ouvida, faz surgir a perfeita adoração, que enche o interior da pessoa.*

A voz do Pai

"Logo que foi batizado, Jesus saiu da água. O céu se abriu, e Jesus viu o Espírito de Deus descer como uma pomba e pousar sobre ele. E do céu veio uma voz, que disse: — Este é o meu Filho querido, que me dá muita alegria."

(Mateus 3:16-17)

Quando Jesus foi batizado nas águas pelo profeta João Batista, a Bíblia fala que os três estavam presentes, o Pai, o Filho e o Espírito Santo. Diz ainda que os céus se abriram e uma voz falou: "Esse é meu filho amado em quem me comprazo". Depois, o Espírito Santo surgiu em figura de pomba. Foi quando João Batista percebeu, nesses fatos, os sinais de que Jesus era o Messias. Ou seja, foi a voz do Pai que apresentou o Filho a João Batista.

Compreenda, o Pai sempre vai testificar do Filho, sempre vai falar "Esse é meu filho". Ele não é diferente de nós, pois, se temos um filho e ele está conosco, em qualquer lugar o apresentamos: "Esse aqui é o meu filho, essa aqui é a minha filha", pois o pai apresenta os filhos. Jesus apresenta o Espírito Santo, o Pai apresenta Jesus.

Todos já ouvimos a voz do Pai ao sermos apresentados a Jesus, mesmo que tenha vindo na forma de um pregador do Evangelho. Quando aceitamos Jesus como Salvador e sentimos vontade de nos entregar a Cristo, essa foi a voz do Pai, inconfundível e irresistível. Quando a ouvimos, choramos de maneira inexplicável, não por emoção, dor ou pelo intelecto, mas por entendimento espiritual. A voz do Pai é tão poderosa que sabemos quando se trata dela.

Na passagem do batismo de Jesus nas águas, a voz do Pai apresentou-o não somente a João Batista, mas também a todos que estavam ali. Quando o Pai se manifesta, todos ouvem e testificam. Essa era a voz que falava com Moisés e com os demais profetas do Velho Testamento da Bíblia.

Jesus, já no Novo Testamento, perguntou: "Quem dizem os homens que eu sou?". E os discípulos falaram que alguns diziam que Ele era Elias, outros que Ele era um dos profetas. Jesus, então, perguntou o que eles pensavam, e Pedro respondeu: "Tu és o Cristo, o Filho do Deus vivo". E Jesus respondeu a Pedro:

"Simão, filho de João, você é feliz porque esta verdade não foi revelada a você por nenhum ser humano, mas veio diretamente do meu Pai, que está no céu."

(Mateus 16:17)

Jesus sempre fala do Pai:

"Então Jesus disse a eles: – Eu afirmo a vocês que isto é verdade: o Filho não pode fazer nada por sua própria conta, pois ele só faz o que vê o Pai fazer. Tudo o que o Pai faz o Filho faz também."

(João 5:19)

Talvez humanamente (de forma natural), ou quando a pessoa ainda está se aproximando da fé, ela não reconheça a voz do Pai, mas, se é tocada a entregar o coração a Jesus, poderá ter certeza de que é a voz do Pai chamando, atraindo para Jesus e O apresentando.

A Bíblia é Jesus impresso; não se pode amar a Jesus e não amar a Sua Palavra, porque a palavra de Jesus também é a voz do Pai. O Pai fala os versículos que Jesus falou, porque o Pai confirma Jesus.

A voz de Jesus

"As minhas ovelhas escutam a minha voz; eu as conheço, e elas me seguem."

(João 10:27)

A voz de Jesus faz nosso coração arder de paixão. Sempre que ouvirmos a Sua voz, o nosso interior se incendiará. Saberemos que aquela palavra é Dele, que é algo que Ele está falando. Os discípulos de Emaús perguntaram-se:

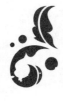

"Não parecia que nosso coração queimava dentro do peito quando ele nos falava na estrada e nos explicava as Escrituras Sagradas?"

(Lucas 24:32)

Lembremo-nos de que é a voz de Jesus que nos chama para o ministério (serviço que os cristãos fazem por amor e devoção a Cristo Jesus). A Bíblia diz que quando Jesus ressuscitou, "levou cativo o cativeiro e deu dons aos homens" (Efésios 4:8). Quem chama para o ministério é Jesus, não é o Espírito Santo, nem o Pai. Cada um tem o seu papel. O Pai confirma a Palavra, mas Jesus é quem chama para o ministério. Sim, pode parecer confuso tudo isso, mas também são pérolas de sabedoria, pois é claro que Deus está próximo a nós, falando conosco de um e de outro lado... impressionante como Ele está falando.

A voz do Espírito Santo

"Porém, quando o Espírito da verdade vier, ele ensinará toda a verdade a vocês. O Espírito não falará por si mesmo, mas dirá tudo o que ouviu e anunciará a vocês as coisas que estão para acontecer."

(João 16:13)

O Espírito Santo é o Espírito da verdade, da profecia, que anuncia o que Deus está por fazer, o que Ele vai realizar, bem como a atuação dos dons. E a Bíblia diz que essa obra é do Espírito Santo. O Espírito de profecia faz com que o povo seja edificado, exortado, consolado. Profecia, na forma mais simples, é traduzir o que Deus está falando e anunciá-lo.

Quem dá liberdade à voz do Espírito Santo mantém-se vivo e atuante. O Espírito Santo concede os dons espirituais, citados em 1 Coríntios 12, e faz a obra da santificação na nossa vida, ou seja, fala conosco sobre aquilo que não devemos fazer e o que necessitamos mudar. A voz do Espírito Santo é aquela que nos corrige, que nos talha, lapida e forja. O Espírito Santo deseja moldar nosso caráter, mudar o nosso interior. Essa é a voz que nos lava, nos liberta... É também o Espírito Santo que nos capacita e nos lembra o que Jesus ensinou.

Se você me perguntar como é a voz do Espírito Santo, respondo que é uma voz suave e inspiradora, mas ao mesmo tempo com grande autoridade e poder de lembrar-nos de princípios que estão estabelecidos na nossa vida e que não podemos esquecer.

A voz de Satanás traz condenação e culpa, mas a voz de Deus traz paz, alegria, quietude, gozo, e está sempre de acordo com a Palavra de Deus. Ela traz convicção, e não condenação, ela edifica, consola, exorta e permite que nos aproximemos mais de Deus, pois gera fome em nós pelas coisas do Céu. Por isso, as palavras daquele que tenta nos desanimar ou decepcionar não são provenientes de Deus, mas sim do homem ou do diabo.

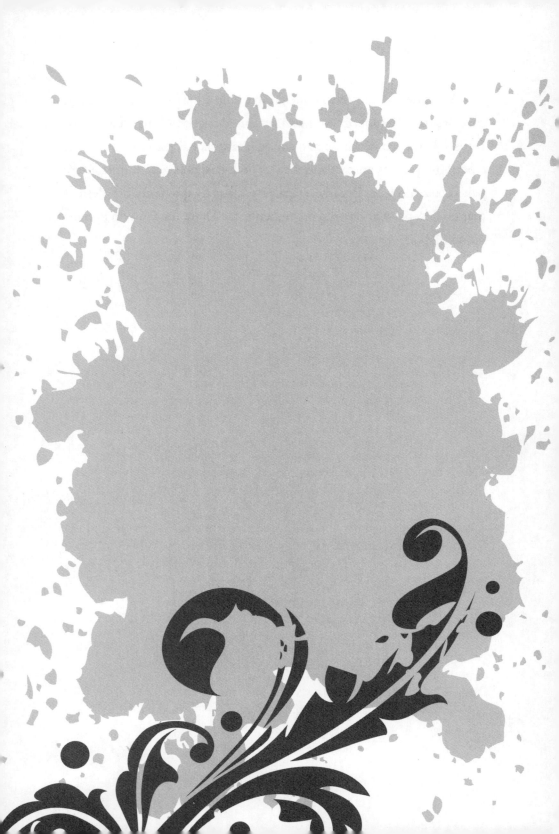

POR QUE APRENDER A OUVIR SUAS MÚLTIPLAS MANIFESTAÇÕES?

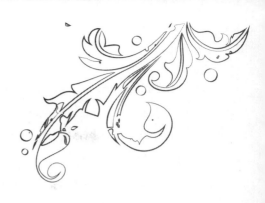

É extremamente importante aprendermos a ouvir a Deus nas Suas múltiplas falas, porque na nossa vida precisamos ser assertivos. Um simples vacilo pode trazer vinte, trinta anos ou toda uma vida de derrotas. Por isso, tudo na nossa vida deve ser pautado pela direção de Deus. Reitero que precisamos nos tornar *experts* em ouvir a Deus.

São ensinadas muitas coisas nas igrejas, e a maioria dos ensinamentos é muito boa; todavia, ouvir a voz de Deus deveria ser uma das principais matérias a serem ministradas constantemente, pois, depois da salvação, o que as pessoas mais precisam é ouvir a Deus. Isso é essencial. Na verdade, é insubstituível.

Vale destacar que precisamos ouvir a Deus primeiro para nós mesmos, para depois profetizarmos para os outros. Porque não acredito que uma pessoa que está sempre na luta, sempre na dificuldade, ouça a Deus. Não se trata de passar por uma prova, como Jó e outros personagens bíblicos, mas de viver na luta, viver na prova. Acredito que Deus prova os fiéis — e já fui provado por Deus — porque essa é uma forma de

Ele trabalhar em nós, de nos moldar. O que não acredito é que Deus tenha destinado qualquer ser humano a viver em lutas, por toda a vida.

O Evangelho no qual creio é um evangelho de vida, paz, prosperidade. Obviamente, o mais importante de tudo é ser salvo... mas e depois disso? Continuar na derrota, continuar passando apuros, ano após ano, tendo uma vida difícil aqui nesta Terra? Será que neste mundo só teremos sofrimentos? Será que Deus nos colocou aqui só para pagarmos o preço de dor, de miséria, de dificuldade, de problemas e mais problemas? Não consigo acreditar nisso.

Se você acha que pensar e dizer essas coisas é motivacional, então a mensagem de Jesus é motivacional, porque a Bíblia diz que Jesus é o caminho, a verdade e a VIDA. Há pessoas que conhecem o caminho (Jesus), são salvas, conhecem a verdade (a Palavra de Deus), mas não desfrutam da vida.

Alguns dizem que a vida em Jesus se refere só à vida eterna. Errado! Deus tem uma vida de vitórias aqui nesta Terra, uma vida de paz, de saúde, de felicidade. E os cristãos precisam testemunhar as grandezas de Deus. Se ouvirmos a voz de Deus, veremos que ela leva a um caminho de vitórias, de paz e intimidade com Ele.

> Se ouvirmos a voz de Deus, veremos que ela leva a um caminho de vitórias, de paz e intimidade com Ele.

"E sucedeu que, ouvindo-a Elias, envolveu o seu rosto na sua capa, e saiu para fora, e pôs-se à entrada da caverna; e eis que veio a ele uma voz, que dizia: Que fazes aqui, Elias?"

(1 Reis 19:13)

Deus está sempre querendo nos tirar da caverna. Isto é, a Sua voz nos tira da depressão, nos tira da dificuldade, dá saídas para nossos problemas. Por isso temos que aprender a ouvir a voz de Deus e por essa voz caminhar, de vitória em vitória.

Ouvir para ter liberdade em Deus

Você é filho. Isso lhe confere direito de ouvir seu Pai Celestial.

> **"E fez de nós um reino de sacerdotes a fim de servirmos ao seu Deus e Pai. A Jesus Cristo sejam dados a glória e o poder para todo o sempre! Amém."**
>
> (Apocalipse 1:6)

Tudo o que nos deixa incomodados, inquietos, perturbados deve nos levar à oração, para que tenhamos confirmações de Deus e não venhamos a errar. Como está escrito, "Deus nos fez reis e sacerdotes", e assim temos uma liberdade em Deus que não tínhamos antes. Temos uma grande oportunidade com Cristo, podemos ouvir a Deus, e isso é direito nosso – mas teremos que realmente aplicar o nosso coração a aprender a ouvir a Sua voz. Isso para que não tomemos mais caminhos e direções erradas, fazendo até mesmo maus negócios e más associações.

Espírito de religiosidade

Duro termo, mas isso existe, a tal de religiosidade. Esta ocorre quando uma revelação ou verdade se separa da voz ativa de Deus. Isto é, sempre que nos engessarem para não seguirmos o que Deus está direcionando, ali estará operando o espírito de religiosidade, que é perigosíssimo, porque ata as pessoas a algo que Deus falou no passado.

Todavia, o nosso Deus está sempre movendo as águas, nos dirigindo a coisas novas. Por isso, não podemos permanecer em uma direção do ontem, dada por Deus, que já mudou. Temos que ser guiados pelo que Ele fala conosco a cada novo dia. Um detalhe importante é que Deus não muda as direções diariamente; no entanto, há tempos em que a Sua voz mexe completamente com a maneira como estamos andando, e às vezes Ele diz: "Tome outro caminho". Pensei sobre isso enquanto caminhava recentemente. Deus por muitas vezes falou comigo sobre instruções muito específicas somente para aquele dia.

Muitas pessoas acabam se desviando, saindo totalmente do projeto de Deus, porque deixam de ouvi-Lo. Quando deixamos de ouvir a Deus e não caminhamos mais pela revelação Dele, o espírito de religiosidade se acomoda na nossa vida. Quando esse espírito está atuante na vida de uma pessoa, ela não consegue ouvir a Deus, e acaba desanimando e fraquejando na fé.

> Deus não muda as direções diariamente; no entanto, há tempos em que a Sua voz mexe completamente com a maneira como estamos andando...

SINAIS DE QUE DEUS ESTÁ FALANDO

Quando Deus fala conosco, podemos até ignorar e tentar esquecer, mas aquilo é um fato que vai ficar gravado em nós a ponto de nunca podermos argumentar que Ele não falou conosco. Mesmo que tenhamos ignorado ou simplesmente desconsiderado, não poderemos dizer que Sua voz não chamou a nossa atenção.

Na passagem do rico e de Lázaro, a Bíblia conta que Lázaro morreu e foi para o seio de Abraão, mas que o rico morreu e foi para o inferno. O rico queria passar para o céu, mas não era permitido, então ele disse: "Senhor, envia alguém para avisar a minha família, os meus irmãos, as pessoas...". Então, Abraão respondeu ao rico que Deus havia enviado os profetas, mas eles não quiseram dar-lhes ouvidos (Lucas 16:19-31). O problema é justamente quando não damos ouvidos ao que Deus fala conosco e àqueles que Ele usa para ser um canal para nos falar.

> "Quem ouve esses meus ensinamentos e vive de acordo com eles é como um homem sábio que construiu a sua casa na rocha. Caiu a chuva, vieram as enchentes, e o vento soprou com força contra aquela casa. Porém, ela não caiu, porque havia sido construída na rocha. Quem ouve esses meus ensinamentos e não vive de acordo com eles é como um homem sem juízo que construiu a sua casa na areia. Caiu a chuva, vieram as enchentes, e o vento soprou com força contra aquela casa. Ela caiu e ficou totalmente destruída."
>
> (Mateus 7: 24-27)

O mundo está passando por muitas provações, e são diversas as adversidades, as aflições que o ser humano tem vivido, em especial na última década. Diante de tanta notícia ruim, a única maneira de permanecermos com nosso emocional equilibrado, em paz e com esperança, é darmos ouvidos à voz de Deus. Quem ouve a Deus está seguro.

Quem você está mais ouvindo? A Deus ou a notícias negativas e pessimistas? Há um espírito terrível neste mundo que se alimenta do medo das pessoas. Tive uma visão em que Deus me permitiu ver que, quanto mais medo as pessoas tinham, mais ele espalhava caos, doenças e mortes. É do interesse das trevas o medo coletivo, pois este dá muito poder à escuridão. Notei que o mal se acelera com o medo coletivo.

> **Quem você está mais ouvindo? A Deus ou a notícias negativas e pessimistas?**

Deus é um Deus de sinais. Por exemplo, a Bíblia diz que "todas as coisas cooperam para o bem daqueles que amam e buscam a Deus" (Romanos 8:28), por isso, comece a observar Deus nos pequenos sinais, pois acompanhá-los traz respostas Dele para nós.

Há sinais divinos de restrição e há sinais de avanço. Por exemplo, encaminho um financiamento bancário e oro a Deus, pedindo que Ele faça o que julgar melhor. Aí o gerente do banco diz que o financiamento foi recusado. Não devo entrar em conflito em função disso, porque é uma resposta de Deus. Então, passam-se alguns instantes e o gerente liga dizendo que o financiamento foi aprovado em outra financeira, mas com juros e parcelas maiores. Entendo com isso, pelo Espírito, que Deus está dizendo para sair desse negócio, porque Ele tem coisa melhor. Observe que o primeiro sinal foi de que não havia sido liberado o crédito, e o segundo, de que a taxa de juros aumentaria e eu pagaria mais.

Outro exemplo prático: deixo o meu currículo em uma empresa e me chamam para trabalhar. As coisas fluem de uma maneira que em uma semana já estou empregado. Esse fluir é um sinal de Deus para avançar: "Esse é o lugar em que Deus quer que eu trabalhe". Daí, em quinze dias, aparece uma proposta melhor, outra porta de emprego, e penso: "O que vou fazer agora?". Atente para o fato de que a palavra fluiu em relação ao primeiro emprego, então Deus quer que fique ali, pelo menos naquele momento, porque Deus não é Deus de confusão.

Podemos dizer que o primeiro sinal de que estamos ouvindo a voz de Deus é quando uma voz dentro de nós nos aconselha a fazer o que é certo, fazer o bem. O segundo sinal de que Deus está falando é quando somos motivados por uma crença, por um gesto ou até mesmo pela natureza a sentirmos amor e compaixão. Esses sentimentos que promovem o amor são sinais de que Deus está falando conosco, porque o que é puro e verdadeiramente bom não tem maldade nem sujeira, vem de Deus. Então, quando Deus está falando conosco, virá sobre nós um sentimento muito forte e muito puro. Esse sentimento não brota porque somos pessoas iluminadas ou bondosas, mas porque está vindo através da voz que está promovendo um amor dentro de nós capaz de encher o nosso coração. Isso acontece principalmente em relação a pessoas que já nos machucaram; começamos a orar por elas, e Deus vai mudando nosso coração. Ele coloca amor dentro de nós a ponto de as perdoarmos e esquecermos o que passou, seguindo a vida. Isso é Deus nos dizendo: "Deixa para lá".

> O primeiro sinal de que estamos ouvindo a voz de Deus é quando uma voz dentro de nós nos aconselha a fazer o que é certo, fazer o bem.

Quando Deus usou minha filha para me falar para começar a fazer vídeos, acreditei e foi um sucesso. Quem chega a cem mil inscritos em questão de dias sem um padrinho? Sim, foi Deus puro usando a boca da minha filha, e Ele pode usar também seus filhos e netos para comunicar a você a vontade Dele.

O terceiro sinal de que Deus está falando é quando recebemos uma ideia original. Algo que não pensamos, que surge como uma verdadeira inspiração, às vezes para fazer algo ou ligar para alguém... Isso é Deus falando conosco, é um propósito Dele em nossa vida, é Ele plantando em nós uma direção. Por isso precisamos estar sempre orando para Deus falar conosco e nos conduzir em todas as coisas.

O quarto sinal de que Deus está falando conosco é quando Ele nos promove ou o faz a pessoas próximas a nós que naturalmente não seriam promovidas. Isso é algo sobrenatural, realmente de Deus, um milagre. Ele exalta pessoas improváveis para falar e mostrar como tem poder de elevar uma pessoa simples e limitada, a ponto de torná-la uma celebridade.

Histórias falam, testemunhos falam, o que nos emociona fala, vitórias e superações falam, porque tudo isso tem a digital de Deus – por isso mexe tanto conosco.

Três peneiras que mostram que Deus falou

Como ter certeza de que Deus realmente falou? Em primeiro lugar, a fala deve estar em concordância com a palavra Dele, a Bíblia – caso contrário, devemos descartá-la. Isso porque toda revelação necessita passar pelo crivo da Palavra de Deus, pois ela é o filtro das revelações, das profecias, do que é de Deus e do que não é. Ou seja, se foi Deus quem falou aquilo, não irá contra a Bíblia, pois Ele jamais falará contra a Sua Palavra.

A Palavra de Deus é a principal profecia. A Bíblia é o livro mais poderoso que existe no mundo inteiro. Então, toda revelação, toda profecia, toda visão têm que passar pelo filtro da Palavra de Deus. Essa é primeira peneira, podemos dizer assim, que confirma que é Deus falando.

A segunda forma de sabermos que Deus está falando é na oração. Isto é, algo precisa acontecer quando oramos. Sobre esse assunto, a Bíblia diz:

"Mas quando vier aquele Espírito de verdade, ele vos guiará em toda a verdade; porque não falará de si mesmo, mas dirá tudo o que tiver ouvido, e vos anunciará o que há de vir."

(João 16:13)

Portanto, é o Espírito Santo que nos guia a toda verdade. Então, se Deus está confirmando um namoro, o Espírito da verdade dará paz; caso contrário, a pessoa perderá a paz. Se Deus está querendo que alguém faça um investimento, compre uma casa, uma franquia, a pessoa sentirá paz, pois perder a paz denota, muitas vezes, que aquilo não é vontade de Deus. Porém, não para por aí, porque mesmo sobre algo que tenha dado paz é preciso consultar Deus – pois às vezes a pessoa sente uma paz que já está nela, e não a paz de Deus sobre aquele assunto. O grande problema é que as pessoas costumam tomar decisões sem consultar Deus.

Interpreto muitos sonhos da parte de Deus mostrando decisões, atitudes e caminhos errados que as pessoas tomam. Creio que devemos perguntar a Ele se quer que façamos determinado negócio, investimento ou compra. Logicamente, não falo de coisas básicas como a cor da camisa, mas de questões de vida, sobre as quais é necessário consultá-Lo.

A terceira maneira para nos certificarmos de que Deus falou é buscar sinais de confirmação. Por exemplo, se em um negócio só precisamos ceder, se nada é como queremos ou almejamos, se estamos perdendo dinheiro, é sinal de Deus de que algo está errado. Obviamente, às vezes haverá obstáculos, mas o sinal positivo é conseguir transpô-los.

DESENVOLVENDO O OUVIDO PARA ESCUTAR DEUS

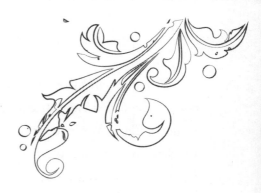

Se queremos viver algo novo, precisamos entender e entrar na revelação de Deus, desenvolvendo um ouvido para ouvi-Lo. Entenda que é importante sermos dirigidos pela voz de Deus para que entremos naquilo que Ele tem para nossa vida. Uma das melhores coisas é ouvirmos Deus falar conosco e recebermos orientações Dele.

Não há nada melhor, nada tão perfeito e harmonioso quanto ouvir Deus falar, pois Sua voz se encaixa dentro de nós. É como se nossas indagações morressem completamente quando O ouvimos. Quando Deus fala, todas as outras vozes se calam, porque a voz Dele é tão suprema, tão poderosa, que faz todo o resto silenciar. Nenhuma voz concorre com a Dele em termos de autoridade; ela se distingue de qualquer som, de qualquer voz que há neste mundo.

 **"Quem é este que vem de Edom, de Bozra, com vestiduras tintas de escarlate? Este que é glorioso no seu traje, que marcha na plenitude da sua força? Sou eu, que falo em justiça, poderoso para salvar."**

(Isaías 63:1)

Deus fala em justiça. Podemos depender totalmente da Sua voz, porque Ele declara apenas como devem ser as coisas. A voz de Deus é empoderada da Verdade, da realidade Dele. Quando Ele fala, podemos acreditar, porque Sua voz vem sem erros, vem abençoadora, transformadora, para mudar a nossa história. Por isso, o meu conselho é: ouça a voz de Deus e aprenda a forma como Ele lhe fala.

Há pessoas que perguntam por que Deus fala tanto em sonhos com elas. A resposta é que essa foi a forma que Ele encontrou de se revelar a elas e de mostrar a sua realidade de vida e tudo o que elas precisam ouvir.

Particularmente, me fascina ouvir Deus e desenvolver o meu ouvido espiritual para escutá-Lo, para ser dirigido por Ele. Para quem ainda não desenvolveu um ouvido para ouvir Deus, aconselho a começar o mais rápido possível, pois uma das melhores coisas que existe é sermos dirigidos e conduzidos pela voz de Deus. O momento em que O escutamos é único.

Sentidos espirituais

A natureza de Deus deseja comunicar os Seus planos e os Seus propósitos. A Bíblia diz que Ele fala conosco por meio dos nossos ouvidos espirituais, portanto, temos ouvidos naturais e também ouvidos espirituais. Da mesma forma que o nosso corpo tem ouvido físico, o nosso espírito tem ouvido espiritual; como temos cinco sentidos naturais, temos os cinco sentidos espirituais, e Deus pode usar todos eles para falar conosco.

Audição

"E sucedeu que, ouvindo-a Elias, envolveu o seu rosto na sua capa, e saiu para fora, e pôs-se à entrada da caverna; e eis que veio a ele uma voz, que dizia: **Que fazes aqui, Elias?**"

(1 Reis 19:13)

Deus falou com Elias, assim nós também precisamos aprender a ouvir, exercitando o nosso ouvido espiritual como exercitamos o ouvir físico.

Quem já ouviu a voz de Deus não aceita mais qualquer coisa, ou seja, se alguém diz que sonhou com você ou que tem uma palavra de Deus para você e aquilo o deixa incomodado, é porque aquela não é a voz de Deus. Por isso é preciso desenvolver nossa audição espiritual, para entendermos quando é Deus falando e quando não é a voz Dele. A oportunidade de conhecer a voz Dele e como Ele fala é uma convicção sobrenatural.

Visão

Por meio da visão, podemos receber a voz de Deus. Quando falamos em ver no espírito, significa que Ele nos deixa ver o mundo espiritual. Quando isso acontece, podem vir imagens mentais, visões e sonhos. É quando o seu espírito comunica à sua mente algo que ele viu.

Tato

Existe também o tato espiritual, quando sentimos arrepios, um óleo escorrendo na cabeça, ou quando estamos falando com Deus e sentimos um gelo nas pernas ou um vento soprar. O sentir é uma percepção interior, é uma intuição do espírito em nós, é um saber interior que não tem nada a ver com o sentido físico.

Deus pode ainda usar o paladar e o olfato para nos revelar algo. Ele nos permite sentir o gosto e o cheiro das coisas espirituais que nos cercam. Uma vez, em uma vigília, uma irmã sentiu cheiro de remédio, como de hospital, dentro do templo; era Deus falando que muitas pessoas receberiam cura naquele lugar. E de fato Deus nos deu a direção de chamar aquela igreja de "IEJN (Igreja Evangélica Jesus para as Nações) Saúde", e muitas pessoas foram socorridas ali. Há pessoas que sentem o gosto de cigarro ou álcool, e isso pode denotar que há alguém preso no vício perto delas.

Quando Jesus foi batizado, o Pai falou, os céus se abriram e a pomba veio (Mateus 3:13-17; Lucas 3:21-22). Todas essas foram manifestações sobrenaturais de visão e de audição.

Atraídos pela voz

Outra maneira de reconhecermos que Deus está falando conosco e de desenvolvermos o nosso ouvido espiritual é a forma como somos atraídos para as coisas de Deus, como o louvor, a pregação da Palavra, o servir na Igreja, ensinar as crianças ou assistir aos necessitados. Essa atração que não ouvimos, mas sentimos, é a voz de Deus nos chamando e nos conduzindo.

O fluir das coisas

Em um evento em São Paulo, Deus tocou muito forte no meu íntimo de que deveria fazer uma Escola de Profetas no Rio de Janeiro. Ele falou comigo ao me mostrar muitos cariocas naquele evento. Assim, falou ao meu coração que a próxima cidade a sediar esse evento deveria ser o Rio de Janeiro. Entretanto, esperei a confirmação de Deus, pois estava planejando fazer a próxima Escola no estado de Minas Gerais. No entanto, via a todo momento "Rio de Janeiro, Rio de Janeiro", e recebi a confirmação por meio de uma pessoa daquela capital, pois houve muita facilidade nas conexões, e tudo deu certo. Deus nos colocou de frente para o mar, em um lugar nobre, em alta temporada, e foi nítido que realmente era isso que Ele queria.

Quando se compreende a voz de Deus, quando se segue o que Ele fala, as coisas fluem, as conexões acontecem, as portas se abrem.

Assim, quando se compreende a voz de Deus, quando se segue o que Ele fala, as coisas fluem, as conexões acontecem, as portas se abrem. Por isso, desenvolva o seu ouvido para a voz de Deus.

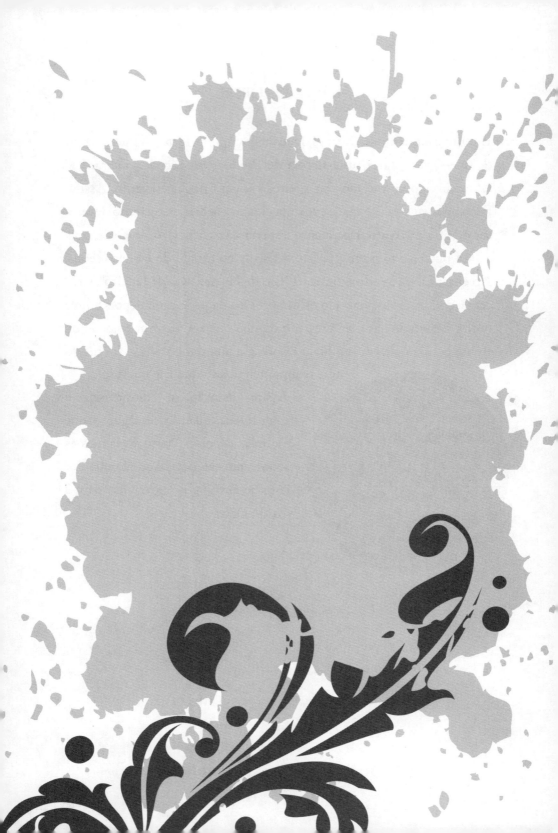

DEZ FATORES QUE NOS IMPEDEM DE OUVIR A VOZ DE DEUS

1 – Não conhecer Deus

É um problema não conhecer Deus. Há pessoas que sabem muito sobre Deus, mas não conhecem a pessoa de Deus. Escutaram muitos sermões, leram muitos livros, já ouviram falar de Deus, sabem que Ele é poderoso, é grande, fala, faz milagres, mas nunca tiveram uma experiência com Ele. Quanto mais entendermos quem é Deus, mais poderemos falar Dele e O ouvirmos. Precisamos conhecer Deus intimamente, pois o conhecimento da pessoa de Deus, de quem Ele é, como se manifesta, é de suma importância para entendermos as formas como Ele fala. É natural que os pais queiram falar com seus filhos e que os seus filhos os escutem; é por isso que Deus quer que não só falemos, mas também O ouçamos.

"SENHOR, tu me sondaste, e me conheces. Tu sabes o meu assentar e o meu levantar; de longe entendes o meu pensamento. Cercas o meu andar, e o meu deitar; e conheces todos

os meus caminhos. Não havendo ainda palavra alguma na minha língua [...]. Tal ciência é para mim maravilhosíssima; tão alta que não a posso atingir."

(Salmos 139:1,4,5,6)

O Salmo 139 é um maravilhoso comentário sobre o conhecimento perfeito que podemos ter de Deus e sobre o Seu abundante amor por nós. Vemos também o quanto Deus nos conhece. Ele sabe toda a nossa estrutura, nos conhece muito bem, mas também precisamos conhecer Deus, porque, se nós O conhecermos, O ouviremos melhor.

2 – Autoimagem negativa

Uma autoimagem pobre e medíocre de si mesmo, que indaga por que Deus falaria com ele, se é tão pequeno, tão fraco, tão pecador, é quase um ultraje, é não conhecê-Lo, já que fomos comprados por preço de sangue. Jesus deu a vida pela humanidade; por isso, precisamos ter uma imagem melhor de nós mesmos, não como criaturas, mas como filhos de Deus. A Bíblia, em João 1:12, fala que Deus nos deu o poder de filho.

3 – Falso sentimento de culpa

Há dois tipos de culpa: uma culpa verdadeira, que nasce quando a pessoa peca contra Deus e é realmente culpada; e a culpa falsa, quando Satanás faz com que a pessoa se sinta culpada sem motivos. Então ela pensa "eu pequei contra Deus, então Deus não vai falar comigo", mas a Bíblia diz que, por meio do sangue de Jesus, temos um novo acesso, pelo qual podemos chegar a Jesus e pedir perdão e alcançar a voz de Deus.

Davi, rei de Israel, havia pecado e disse: "Senhor, não retira de mim o teu espírito" (Salmos 51:11). Davi disse isso porque sabia que Deus precisava estar na vida dele, não apenas para ser vitorioso, mas também por uma necessidade de ouvir a voz de Deus. Isso se torna uma coisa tão necessária e especial na nossa vida que não conseguimos mais viver sem ouvi-Lo.

Há pessoas que vivem inúmeros anos debaixo de uma enganosa sensação de culpa, por terem cometido alguns erros, achando que Deus não vai falar com elas. Mas a verdade é que estão assim porque não conheceram o coração de Deus. Ele é um pai de amor e quer comunicar-se com Seus filhos. Sempre vai haver espaço para o perdão no coração de um pai, para abraçar e levantar um filho e, se possível e necessário, dar a própria vida por ele. A Bíblia diz que o diabo é quem acusa (Apocalipse 12:10b). Algumas pessoas não voltam para a igreja justamente porque o diabo coloca culpa nelas, alegando que Jesus não vai perdoá-las.

4 – Estar muito atarefado

As pessoas costumam pensar que produzindo e trabalhando muito terão grandes lucros, mas há tarefas que, mesmo trazendo lucros financeiros momentâneos, podem trazer perdas incalculáveis e irreparáveis, porque cada dia que deixamos de ouvir a voz de Deus é prejuízo para nossa vida. Por isso, devemos cumprir todas as nossas tarefas, mas necessitamos ter nosso tempo diário com Deus, para escutar a voz Dele e ter o cuidado de nos mantermos sensíveis à Sua presença.

Aprender a escutar Deus em meio a uma grande confusão é maravilhoso e relaxante, mas isso só é possível se conseguirmos nos distanciar da situação, mesmo inseridos nela. Vejo que muitas pessoas não conseguem captar o que Deus está falando porque não conseguem separar a voz do Espírito Santo que está falando com elas daquela voz que está criando a adversidade. Muitas vezes temos que ignorar as vozes contrárias e nos conectar totalmente a Deus.

5 – Incredulidade

A incredulidade é uma das maiores barreiras que impedem as pessoas de escutar Deus. Isso porque muitas pessoas não creem plenamente que Deus fala nos dias de hoje. Todavia, a prova de que Ele fala são as pessoas que O ouvem, porque, apesar de elas cometerem erros, conseguimos ver o seu crescimento, exatamente por ouvirem Deus.

É preciso frisar que Deus não se limita a falar com uma pequena elite intelectual ou eclesiástica, porque Ele quer ser um pai igual para todos.

6 – Raiva

Toda vez que estivermos cegos pela raiva, não ouviremos Deus. É por isso que a Bíblia diz que "na ira do homem, não opera a justiça de Deus"; porque, para a justiça manifestar-se, ela precisa ser verbalizada. Por isso, entendo que é melhor nos livrarmos de toda a ira, de toda a raiva, para termos clareza da voz de Deus.

7 – Ocultar o pecado

Ocultar o pecado é como cometê-lo. Precisamos abrir o coração e tirá-lo de nós, não podemos guardar os pecados. A Bíblia diz que "o que encobre as suas transgressões nunca prosperará, mas o que as confessa e deixa alcançará misericórdia" (Provérbios 28:13).

8 – Espírito rebelde

Um rebelde não consegue ouvir Deus; pode ouvir o diabo, a voz da vovozinha, mas não Deus. A pessoa rebelde pode querer orar, mas não ouve. A rebeldia não é o mesmo que a renúncia; é estar com o espírito contrário e, por isso, não se entregar a Deus.

Às vezes o marido não quer receber da esposa uma direção de Deus e acaba fazendo maus negócios, mas é muito importante recebermos as mensagens de Deus por meio de pessoas que Ele usa para isso. Sejamos humildes em receber, mesmo que depois tenhamos que desconsiderar. Algumas pessoas não reconhecem seus erros, mas nunca devemos rejeitar os mensageiros de Deus.

Rejeitar os profetas e aquilo que Deus está falando pode trazer grandes consequências.

9 – Ouvidos inexperientes

Outra grande barreira para ouvir Deus é quando as pessoas são ouvintes inexperientes, não adestraram o ouvido para ouvi-Lo, não dão atenção à Sua voz por não perceberem que isso pode mudar a sua vida. Entendi que Deus me levantou nesse tempo para falar exatamente isso: "Você precisa adestrar os seus ouvidos para ouvir Deus".

Deveríamos ter a expectativa de que Deus fala e também reagirmos quando O ouvimos. Há pessoas que ouvem, mas não reagem. A Bíblia fala (Tiago 1:22) que não podemos ser apenas ouvintes, temos que ser também praticantes da Palavra de Deus. Devemos, ainda, estar alertas aos acontecimentos que confirmam as mensagens de Deus ao nosso redor. Há pessoas que pedem dez confirmações para Deus, porém, eu lhe digo que ouvir Deus uma vez é o suficiente; duas vezes, já está "batendo na trave", porque já é o que precisamos para nos movimentar.

10 – Ouvidos contaminados

Se nossos ouvidos naturais precisam de cotonetes para tirar a cera, os ouvidos espirituais também precisam ser limpos das impurezas que os obstruem. Jesus falou em parábola sobre quatro solos, que se referem ao coração e às sementes:

> "Eis que o semeador saiu a semear. E, quando semeava, uma parte da semente caiu ao pé do caminho, e vieram as aves, e comeram-na; E outra parte caiu em pedregais, onde não havia terra bastante, e logo nasceu, porque não tinha terra funda; Mas, vindo o sol, queimou-se, e secou-se, porque não tinha raiz. E outra caiu entre espinhos, e os espinhos cresceram e sufocaram-na. E outra caiu em boa terra, e deu fruto: um a cem, outro a sessenta e outro a trinta. Quem tem ouvidos para ouvir, ouça."
>
> (Mateus 13:3-9)

Tais sementes representam a voz de Deus. As sementes comidas pelas aves indicam a Palavra de Deus que o diabo rouba. As sementes que caíram em pedregais e até vingaram não puderam crescer, porque não tinha terra, não tinha profundidade. Assim, a voz de Deus só vai prosperar dentro de nós se tirarmos os pedregais do nosso ouvido. O ouvido espiritual enche-se não de cera, mas de pedras. Essas pedras estão relacionadas à falta de profundidade. Porém, a profundidade em

Deus, no Espírito, é imprescindível para que a Palavra possa prosperar e permanecer em nós.

Os cuidados deste mundo são as ervas daninhas que crescem em nossos ouvidos, pois as preocupações sempre nos roubam de ouvir Deus. Por isso o melhor, quando estivermos ansiosos e preocupados, é apresentarmos nossas inquietações a Deus, porque na oração Ele vai nos dar soluções.

Jesus declara ainda que houve sementes que caíram em boa terra e produziram trinta, sessenta e cem por um; essa terra representa os bons ouvidos. É por isso que o Espírito Santo fala tanto: "Quem tem ouvidos ouça o que o Espírito diz à igreja".

É preciso dizer que bons ouvidos são não apenas ouvidos naturais, mas também ouvidos espirituais desimpedidos de ouvir a voz do Espírito de Deus.

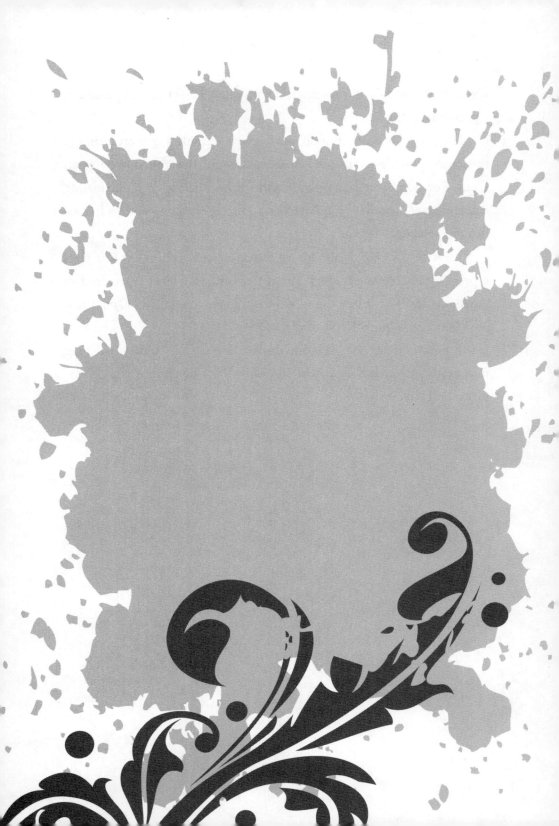

PRIMEIRA FORMA DE DEUS FALAR: SUA PALAVRA – A BÍBLIA

Deus nos fala por meio das Suas palavras escritas, a Bíblia Sagrada. Ele entregou a Moisés os Dez Mandamentos, logo, Deus usou a lei para comunicar-se com Seu povo. Ele continua falando nos dias de hoje por meio da Sua palavra.

 "Lâmpada para os meus pés é a tua palavra e luz para o meu caminho."

(Salmos 119:105)

Se pedirmos para que Deus fale por meio da Bíblia, Ele falará, pois já deixou a Sua Palavra para ser uma voz constante na humanidade. Sempre que o ser humano quiser uma direção de Deus, pode consultar a Bíblia. Ela é uma das formas de Deus falar, de mostrar o Seu plano para o homem. A sabedoria, a direção para nós, se dá por meio da boa, poderosa e infalível Palavra de Deus.

Independentemente do formato, virtual ou físico, leia a Bíblia, pois Deus falará muito com você toda vez que a ler. Ela é a Palavra de Deus, por isso é inerrante, ou seja, não contém erros. Não pense que a Bíblia é antiquada, arcaica, pois ela se renova a cada dia. Ela é poderosa e muda a vida das pessoas (mudou a minha).

> "E ouvimos esta voz dirigida do céu, estando nós com ele no monte santo; E temos, mui firme, a palavra dos profetas, à qual bem fazeis em estar atentos, como a uma luz que alumia em lugar escuro, até que o dia amanheça, e a estrela da alva apareça em vossos corações."
>
> (2 Pedro 1:18,19)

O próprio Deus nos orienta a retermos a Sua Palavra, e Ele fala por meio da Bíblia, no Antigo e no Novo Testamento. Alguns dizem para levarmos em conta somente o Novo Testamento, todavia, não devemos esquecer que Jesus citou as Escrituras do Antigo Testamento, dizendo: "Eu não vim revogar a lei, vim cumpri-la" (Mateus 5:17).

A Lei de Talião ditava: "Olho por olho, dente por dente", mas os ensinamentos de Jesus contrariam essa lei. Ele diz que devemos amar os nossos inimigos e orar por aqueles que nos perseguem. Jesus também atualizou alguns dos termos da lei mosaica – por exemplo, a necessidade do sacrifício de animais –, isso porque Jesus, de uma vez por todas, se ofereceu como sacrifício pelos nossos pecados e erros.

Nunca foi tão importante ouvir os Salmos como neste tempo, em que nossa alma tem sido tão submetida a coisas negativas. Os Salmos podem acalmar nosso coração. Eles não somente têm valor estético, mas também trazem alento ao nosso interior, pois foram estabelecidos na Palavra para falar conosco e também para nos trazer tranquilidade. Quantas vezes, em dias maus, o Salmo 91, o Salmo 23, o Salmo 34, 37, 40, 121, 133 trazem quietude aos corações?

Portanto, a Bíblia é amplamente usada para Deus falar conosco, mas essa não é a única forma Dele falar. Há muitas outras maneiras de Deus comunicar-se com o ser humano.

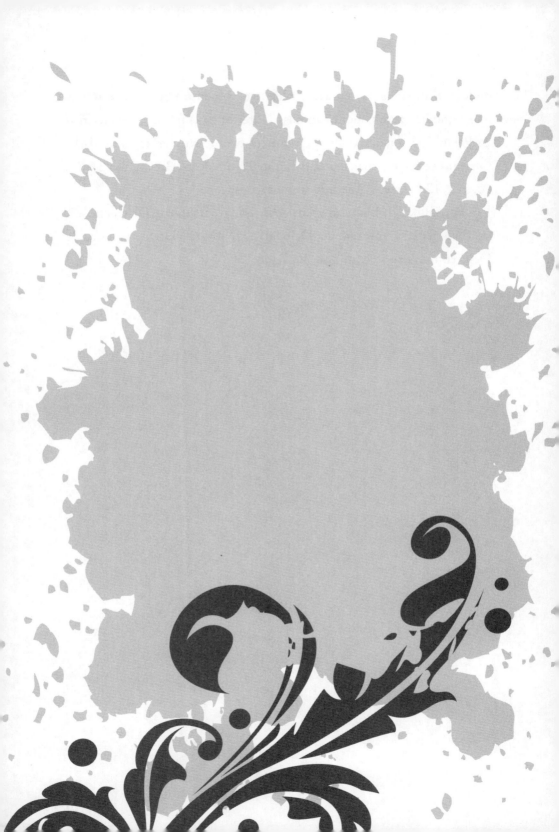

SEGUNDA FORMA DE DEUS FALAR: A NATUREZA

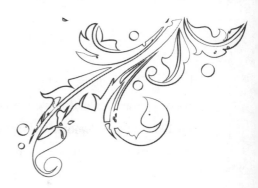

 "Os céus declaram a glória de Deus e o firmamento anuncia a obra das suas mãos. Um dia faz declaração a outro dia, e uma noite mostra sabedoria a outra noite."

(Salmos 19:1,2)

Deus fala por meio das cachoeiras, dos rios, por meio dos pássaros, do céu... Deus fala até no entardecer e no amanhecer, fala no vento... Quando olhamos para o céu, percebemos que não somos frutos do acaso. Ao olharmos para uma cachoeira ou um rio, um oceano, ou quando vemos os pássaros a voar, a cantar, a fazer suas acrobacias nos ares, isso nos passa uma mensagem e nos dá convicção da existência do Criador. Alguém que fez e orquestrou tudo que existe. Por isso, acredito que a natureza realmente proclama a Glória de Deus. Ela está dizendo: "Deus existe, há um criador, fomos criados por alguém, não estamos aqui por acaso".

Deus fez tudo tão belo, tão lindo, de forma tão maravilhosa, com tanta maestria... Quando vemos um entardecer ou um amanhecer, aquele céu avermelhado, alaranjado ou o sol entre as nuvens, vemos a pintura perfeita de cores ímpares, porque é Deus pintando um quadro da Sua Glória, da Sua Majestade. Toda a harmonia que vemos no canto dos pássaros, nas flores e nas cores foi elaborada por um Criador. Há um Deus que vive e que criou tudo e todos com um propósito. É lindo entrarmos nesse entendimento.

Jesus falou das aves do céu, que não semeiam nem colhem:

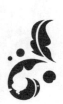
"**Observem as aves do céu: não semeiam nem colhem nem armazenam em celeiros; contudo, o Pai celestial as alimenta. Não têm vocês muito mais valor do que elas?**"

(Mateus 6:26)

Portanto, a criação manifesta o nosso valor e nos instrui a dependermos de Deus, a não nos preocuparmos, pois Ele está sempre cuidando de nós.

TERCEIRA FORMA DE DEUS FALAR: POR MEIO DAS PESSOAS

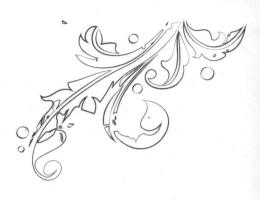

 "A palavra de Cristo habite em vós abundantemente, em toda a sabedoria, ensinando-vos e admoestando-vos uns aos outros, com salmos, hinos e cânticos espirituais, cantando ao Senhor com graça em vosso coração."

(Colossenses 3:16)

A Bíblia diz "ensinai-vos", ou seja, devemos ministrar uns aos outros. Tive uma experiência maravilhosa: estava totalmente despreocupado quando, de repente, uma criança chegou a mim e começou a falar. Ela começou a profetizar sobre os planos que Deus tinha e as coisas que Ele faria na minha vida. Fiquei olhando para aquela criança e até perguntei: "Filha de quem você é?".

Entendo com isso que Deus usa as pessoas para falar conosco, independentemente de qualquer condição ou faixa etária. Isto porque Deus não está limitado à maneira humana de comunicação. Deus pode, sim, usar a linha da telefonia ou um profeta, mas também pode usar uma criança para entregar Suas mensagens. Deus não depende do que o homem criou para falar com outro homem, Ele pode usar qualquer coisa que queira para falar conosco.

Um pastor de um grande Ministério dos Estados Unidos estava muito triste com coisas que estavam atravessando o seu caminho. Estava dentro do carro e ali disse a Deus que queria parar com o ministério, largar tudo... Então, Deus enviou alguém para falar que ele não desistisse daquilo que Deus lhe tinha concedido. Deus o viu e ouviu dentro do carro, sozinho, chorando, entregando tudo a Ele. É assim que Deus faz. Quando Ele quer falar conosco, move pessoas e coisas que nem sequer imaginamos, para nos dar uma direção.

Pessoas são usadas por Deus para nos dar conselhos, e às vezes teimamos em permanecer em um caminho ou um projeto que Deus está dizendo para abandonarmos. Precisamos seguir os planos do Espírito Santo de Deus, e não os nossos próprios projetos – assim teremos vitória.

QUARTA FORMA DE DEUS FALAR: AS CIRCUNSTÂNCIAS

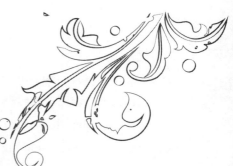

Deus usa as circunstâncias e as dificuldades para falar conosco, usa o que está ao nosso redor para dizer: "Tem coisa errada aí, é preciso repensar essa decisão, rever esse relacionamento".

Uma vez eu Lhe perguntei: "Deus, será que para eu aprender alguma coisa tenho que passar por dificuldades?". Não quero ter que passar por adversidades para aprender, mesmo que saiba que muitas vezes Deus faz o homem passar por tribulações para lhe ensinar.

Quando insistimos em algo que não está dando certo, muitas vezes é Deus dizendo: "Muda de direção". Foi assim no episódio em que Jesus estava no barco com Pedro. Este já havia tentado pescar a noite inteira e não havia pegado nada. Pedro já estava limpando as redes quando Jesus deu a ordem para ele voltar ao mar e lançar as redes novamente.

Quando Pedro fez aquilo, teve uma pesca maravilhosa, extraordinária (João 21:6); ou seja, muitas vezes não é caso de aquilo não se destinar a nós, mas sim de não ser da forma como imaginávamos. São necessárias muita sensibilidade e atitude para entender os sinais de Deus e não ficar empurrando as coisas. Pessoalmente, àquilo que não fecha no meu espírito, que não me inspira e não me motiva, não considero que eu deva dar atenção. Quando algo não encaixa em mim, é como se eu tentasse colocar um triângulo em um quadrado.

Por isso, quando vamos fazer uma compra, por exemplo, não é bom ficar insistindo nela até tirarem a última gota do nosso sangue. Precisamos compreender o que Deus está falando nos caminhos dos negócios, da vida, e perceber quando Deus está em alguma coisa, pois aquilo fluirá.

 "Foi-me bom ter sido afligido, para que aprendesse os teus estatutos."

(Salmos 119:71)

Aprenda com as circunstâncias e a observar os sinais, os movimentos de Deus, o porquê de Ele estar movimentando as coisas de determinada maneira na sua vida. Se você está passando por uma tribulação, por um momento difícil, preste muita atenção, pois pode ser que Deus esteja querendo lhe falar algo. Pode ser a forma como Ele o está sacudindo para "acordar" e perceber que há algo que precisa de mudança, que está necessitando de uma decisão diferente.

Existem também lugares, imagens e pessoas por meio das quais Deus fala conosco. Um dia desses, tive uma experiência incrível em um jogo de futebol com irmãos da igreja. Em dado momento, olhei para um dos meninos, e nisso o Espírito Santo começou a falar comigo. Simplesmente olhei em direção a ele e Deus começou a revelar coi-

> Aprenda com as circunstâncias e a observar os sinais, os movimentos de Deus.

sas sobre a sua vida. Falou-me o quanto o seu coração era bom e como Deus amava aquela pessoa tão simples. Naquele momento, tive vontade de chorar, em pleno jogo de futebol, porque ouvi a voz de Deus.

A voz de Deus vai nos fazer, muitas vezes, parar e olhar para um lugar, para determinada pessoa, a fim de nos conscientizar do quanto nossa vida é maravilhosa e como Ele tem nos abençoado. Isso nos levará à gratidão.

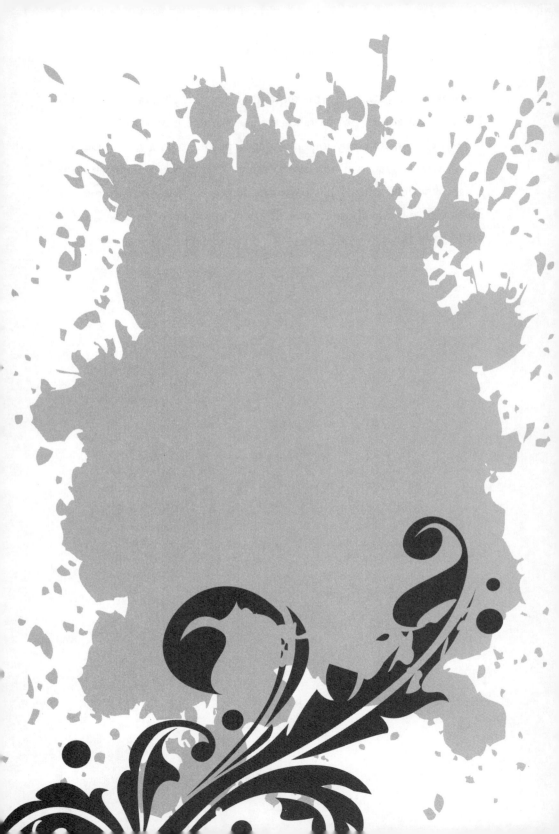

QUINTA FORMA DE DEUS FALAR: A PAZ INTERIOR

 "Que a paz de Cristo seja o juiz em seus corações, visto que vocês foram chamados a viver em paz, como membros de um só corpo. E sejam agradecidos."

(Colossenses 3:15)

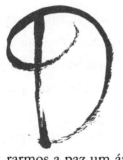eus usa a paz, essa palavrinha tão pequena, mas tão poderosa, para falar conosco. Ele diz "seja a paz de Cristo o árbitro em vosso coração". Para considerarmos a paz um árbitro, precisamos entender o que este faz. Um árbitro julga com justiça e apita o início e o fim do jogo. A paz também apita dentro de nós, o começo e o encerramento de algo.

Sabe quando Deus tira de nós o desejo por algo? É Ele dizendo: "Acabou, isso terminou". Então, não temos mais vontade de fazer aquilo porque Deus tem outra direção para nós a partir de então.

Deus usa a paz dentro de nós para nos dar o norte. Se você está fazendo algo mas não sente alegria nenhuma naquilo, pode ser o árbitro do Espírito de Deus dizendo: "Isso não é para você...". Por exemplo:

você está negociando um carro, esperando aprovação do financiamento, e de repente sente uma angústia, perde a alegria, é Deus dizendo que tem coisa melhor para você. Por isso, a paz é algo tremendo, porque, muitas vezes, demostra que estamos no caminho certo. Por outro lado, quando algo não se encaixa em nós e nos leva a ficar apreensivos, não se trata de Deus, porque Ele traz a paz interior.

> **Deus usa a paz dentro de nós para nos dar o norte.**

O que pode acontecer é algo dar paz no momento inicial e depois nos tirar a paz. É preciso entender que isso ocorre porque, no meio do caminho, entrou Satanás para roubar nossa conquista. Isso é diferente de algo que desde o início já inspirou cautela.

Uma sensação maravilhosa nos invade quando tomamos a decisão certa, pois traz essa paz de Deus, que é incomum, sobrenatural e indescritível. Por outro lado, se a decisão nos perturba, incomoda, nos deixa ansiosos, nervosos, caminhando de um lado para o outro, agitados até, então precisamos ter cautela, porque é Deus nos inquietando em relação àquilo. Isso porque perturbação, aflição, incômodo, mostram que aquilo que desejamos não vem Dele.

É importante destacar que só sentiremos paz verdadeiramente plena quando estivermos cheios de Jesus, pois é por meio de Jesus que temos paz interior. Algumas pessoas pensam que apenas uma paz temporária é confirmação de Deus para algo, mas somente quando temos a paz de Jesus esta funcionará como ferramenta de Deus. E um detalhe: ela tem que estar transbordando em nós para que realmente identifiquemos se algo (seja um negócio, seja uma direção) é ou não de Deus.

SEXTA FORMA DE DEUS FALAR: POR MEIO DA SABEDORIA

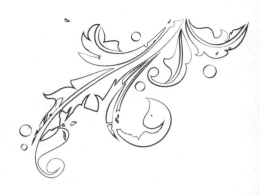

 "A sabedoria clama lá fora; pelas ruas levanta a sua voz."

(Provérbios 1:20)

Talvez alguns nem saibam que a sabedoria tem voz, mas a Bíblia afirma que sim. Em outra versão bíblica, o mesmo versículo é traduzido por "a suprema sabedoria altissonantemente clama nas ruas, nas praças levanta a sua voz". Ou seja, a sabedoria tem voz e fala, assim, ela é um dos canais de Deus para falar conosco.

A sabedoria de Deus não é algo que adquirimos com experiência ou estudo. A Bíblia diz que ela vem do alto e nos instrui a identificar as intenções das pessoas, bem como a resolver situações. A Bíblia declara ainda que a sabedoria clama em meio aos tumultos, isso porque ela traz ordem. Ela acalma as coisas, faz resolvermos as questões com pessoas e da vida em geral, por isso, é notório que a sabedoria é uma das formas de Deus falar conosco.

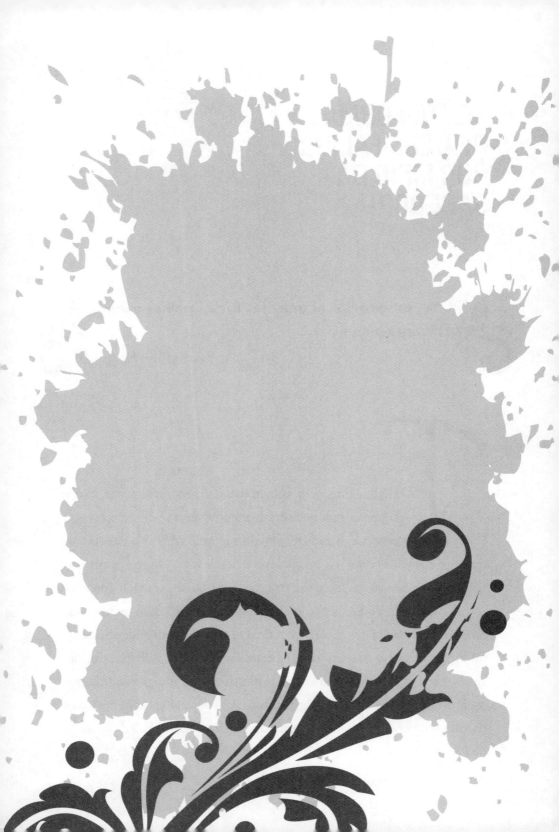

SÉTIMA FORMA DE DEUS FALAR: UMA INTERVENÇÃO SOBRENATURAL

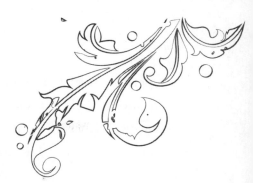

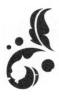 *"E Jesus, olhando para eles, disse-lhes: Aos homens é isso impossível, mas a Deus tudo é possível."*

(Mateus 19:26)

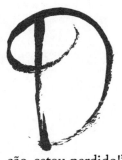eus intervém na nossa vida em dias que Lhe pedimos respostas, em que clamamos: "Deus, me ajuda, sozinho não dá, Deus, eu preciso da Sua intervenção, estou perdido!"... De repente, algumas horas depois daquela oração ou passados alguns dias, Ele vem com o milagre de tal forma que declaramos: "Deus é fiel, Deus me respondeu".

Essas intervenções sobrenaturais são respostas de Deus, são Ele nos lembrando de que está conosco, que não estamos sozinhos... é por isso que Ele diz: "Ainda que você ande no vale da sombra da morte, não tema, porque estou contigo" (Salmos 23:4).

Quando um milagre ou outra intervenção de Deus ocorre, é Ele dizendo: "Estou presente na sua vida". É isso que Deus comunica quando oramos, choramos, fazemos campanha e o milagre acontece. Deus é um Deus de respostas.

> Quando um milagre ou outra intervenção de Deus ocorre, é Ele dizendo: "Estou presente na sua vida".

OITAVA FORMA DE DEUS FALAR: POR MEIO DOS SONHOS

Deus fala também por meio dos sonhos. Os sonhos são parábolas do Reino, parábolas do Eterno. Muitos sonhos são visões que se manifestam a nós, pelos quais Deus pode revelar até o futuro.

A Bíblia reitera que Deus fala por meio de sonhos. Nela há muitos relatos de pessoas que sonharam: Jacó, José, Daniel...

Sonhos em série

Daniel teve vários sonhos. Com isso, entendemos que existem sonhos que vêm em série, em sequência: dois, três dias, às vezes uma semana sonhando com a mesma coisa, e sempre sonhos impactantes. Nesses sonhos em série, Deus revela o seu propósito a respeito da pessoa, do ambiente em que ela está ou até mesmo sobre a vida de outras pessoas da sua convivência. Por isso, sonhos relacionados a uma nação, a uma cidade, a uma igreja, ou que envolvem multidões, são tão impactantes que dificilmente conseguimos deletá-los da nossa mente. Daniel teve uma série de sonhos e visões com o destino dos impérios babilônico, persa, grego e romano, e isso era uma profecia sobre o futuro deles.

Ouvindo Deus sem distrações

Como já disse, Deus fala inúmeras vezes por meio da Bíblia, mas, às vezes, uma das únicas formas de Ele chamar nossa atenção é pelos sonhos. Isso porque, constantemente, as pessoas leem a Bíblia ou escutam uma mensagem, mas não estão atentas àquilo, e sim distraídas com diversas outras coisas... Entretanto, quando sonham, ouvem Deus sem distração alguma.

Isso ocorre porque não há como alguém escolher se vai ou não sonhar ao pegar no sono. Uma pessoa não pode determinar que vai sonhar somente segunda, quarta e sexta-feira. Deus vem em sonho sempre que quer falar, e as pessoas geralmente são impactadas. Muitos acreditam nos sonhos, mas não em Deus; entretanto, se alguém falar a elas que aquele sonho provém de Deus, que é Ele querendo falar com elas, irão se render.

Os sonhos de Deus diferem dos sonhos da alma em virtude dos códigos inerentes a eles. O código do sonho da imaginação é um código quebrado ou falho, ou seja, não é legível. Os sonhos de alma dificilmente ficam gravados na mente da pessoa; ela pode até lembrar-se deles nos dias seguintes, mas, com o passar do tempo, eles cairão no esquecimento.

A Palavra de Deus sempre será a Palavra de Deus, mas há mensagens que nos marcam mais do que outras – porque certas revelações de Deus falarão mais fundo conosco do que outras. Assim, podemos ler dez capítulos da Bíblia, mas um deles vai calar no nosso coração e Deus vai falar conosco por meio dele. Isso porque a Palavra de Deus, quando vem pura às nossas vidas, marca o nosso espírito, definitivamente. Talvez em outro dia Ele fale por meio de outro texto ou versículo, porque é o Espírito Santo que traz à nossa vida o comando de Deus.

Da mesma forma, os sonhos e as profecias de Deus ficam fixados no nosso ser, e, ainda que a maioria das pessoas não os entenda, um profeta compreende quando estes vêm de Deus e consegue decifrar as suas narrativas.

Sonhos de revelação

Os sonhos de revelação abarcam a maioria dos sonhos, porque o nosso espírito está sempre vendo. E quando o nosso espírito capta algo do mundo espiritual ou do que está naturalmente ao redor, ele tenta comunicar isso à alma, de alguma maneira. Uma das formas de o nosso espírito informar algo para nossa alma é justamente pelos sonhos. Muitas vezes, ele faz isso trazendo às nossas mentes uma cobra, uma aranha, morcegos, água limpa, água suja, um sapo ou bois... Essas figuras são usadas para podermos entender o que Deus quer mostrar.

O nosso espírito tem muito de Deus. Todos nós, independentemente de sermos crentes ou não, temos traços de Deus na nossa vida. Existe algo de Deus em todo ser humano; o fôlego Dele está em todos os homens da Terra, sejam bons ou maus. Mesmo nas piores pessoas existe algo de Deus, mesmo que ainda não conheçam Jesus. Sim, todos os seres humanos carregam coisas de Deus, porque foi Ele que os criou. Então, há aspectos de Deus que todo mundo carrega, por pior que a pessoa possa ser. E é essa parte de Deus em nós que consegue ver no espírito as coisas que estão ao redor.

Em outras palavras, os sonhos de revelação trazem uma capacidade, que Deus deu a todo homem, de ver as coisas que estão ao redor no espírito, ou seja, sem os olhos naturais, e de comunicar o que viu à alma, pelos sonhos.

Capacidade de sonhar

Todo ser humano tem capacidade de sonhar – criança, jovem, adulto... Algumas pessoas sonham com mais frequência que outras, mas, compreenda, Deus se comunica tanto com as pessoas que sonham pouco quanto com as que sonham bastante. Com as que não sonham muito, Deus usa outras formas para lhes falar, para se manifestar a elas, já que os sonhos constituem uma das maneiras que Deus usa para comunicar-se. Contudo, Ele pode usar muitas outras formas para falar com alguém, como estamos aprendendo neste livro.

Narrativa da revelação

Todos os sonhos de Deus têm algo em comum: eles compartilham a narrativa da revelação. Por meio dos sonhos, há uma voz de Deus atuante que, quando fala, não há como simplesmente ignorar. Alguém pode até tentar fazê-lo e seguir o seu caminho, mas não irá esquecer o que Deus disse, porque os sonhos de Deus ficam impressos, selados, são marcas, como cicatrizes, que não saem mais. Tanto isso é real que há pessoas que guardam sonhos de mais de vinte ou trinta anos, gravados, com todos os detalhes, exatamente porque foi uma voz de Deus para elas.

Deus sempre fala comigo por meio dos sonhos, ministrando ao meu coração coisas que são muito pertinentes ao que estou vivendo e ao que irei viver, bem como relacionadas ao meu propósito e ao meu destino.

O espírito não dorme

Os sonhos também demonstram que o nosso espírito nunca dorme. O corpo dorme, mas o espírito vê o que acontece durante a noite, e, mesmo que estejamos distraídos, olhando para uma flor ou para o trânsito, o nosso espírito está vendo todas as coisas que estão ao redor, dia e noite.

As pessoas pensam que o espírito apenas vê através dos olhos, mas na verdade ele tem uma visão de 360 graus. A Bíblia fala sobre isso, sobre os vários olhos, e em muitos sonhos acredito que temos uma visão maior do que a natural, porque o nosso espírito vê e entende coisas que nosso ser natural não capta.

O sonho é um momento de quietude. É o Senhor dizendo "Aquietai-vos", para que no nosso silêncio conheçamos mais a Ele, pois ali Ele se manifestará. Podemos dizer que, nos sonhos e visões, nosso espírito fica completamente focado no que Deus está dizendo. Quando Deus fala conosco em sonho, o nosso espírito fica atento para ouvi-Lo.

Sobre as interpretações

A interpretação de sonhos, por sua vez, está atrelada ao dom de interpretação de línguas, citado nos capítulos 12 e 14 da Primeira Carta aos Coríntios. O dom de interpretação de línguas consta na lista de dons espirituais, e interpretar sonhos é também interpretar essa linguagem do Espírito de Deus que são os sonhos.

Como as interpretações são dadas por Deus, elas não ocorrem no momento em que a pessoa quer saber, mas na hora em que Deus quer revelar. Acredito que os sonhos são uma língua de Deus, e interpretar sonhos é uma dádiva. Como eu já disse, não chega a ser exatamente um dom, mas podemos enquadrá-lo na categoria de interpretação de línguas.

No que tange à interpretação correta de um sonho, posso afirmar que esta só é alcançada com e em Jesus. A percepção espiritual só é apurada na presença Dele, pois o espírito precisa estar conectado a Jesus para que se obtenham tais interpretações.

Há sonhos que são de fácil interpretação, por serem mais literais, mas há outros, altamente simbólicos, carregados de códigos, que somente um profeta consegue interpretar. Isto é, dentro de um sonho, além da narrativa, há uma lista de códigos que encaixam um elemento no outro; são eles que ligam uma imagem a outra. Quando o sonho não é de Deus, é como se houvesse uma quebra nesse código profético, e o profeta não consegue ir adiante, por não existirem conexões. Em contrapartida, um sonho de Deus vai em uma direção só, sem pegar ruas, curvas ou atalhos, e tudo se interliga.

Alguns sonhos são bem profundos e complexos e nem mesmo um profeta consegue ter uma interpretação instantânea e detalhada deles. Para obter o significado desse tipo de sonho, é necessário mais tempo de comunhão com Deus.

Portais da Glória

Muitos sonhos são portais que mostram uma realidade espiritual, e podem ser proféticos ou de revelação. Eles podem nos levar ao futuro, dando pistas do que vai acontecer. Esse é um exemplo de como o Céu e a Terra se conectam e das intervenções divinas, reais, que Deus nos dá o privilégio de ver.

O primeiro registro de Portais da Glória está em Salmos 24:7-8. Nesses portais, a Bíblia diz que há manifestações divinas, sobrenaturais, que são canais para o agir de Deus. Isso porque, quando Deus se manifesta, o faz por meio de Portais da Glória. Um portal é um lugar onde nos relacionamos com Deus, tendo intimidade com Ele. Em vários momentos, um portal se abrirá por meio dos sonhos.

Sem dúvida, Deus está em todos os lugares, mas Ele não se manifesta em todos eles, e sim por meio de portais; só então coisas sobrenaturais acontecem. Quando estamos diante de um Portal da Glória, precisamos ficar atentos a tudo que Deus está mostrando, para que possamos entender as mudanças de temporada nas nossas vidas. Isso porque esses portais, muitas vezes, se manifestam em sonhos proféticos ou visões, ou ainda por meio de profecias. Portanto, sonhos muitas vezes são portais que mostram o futuro.

Só viveremos o início de uma nova temporada quando captarmos e compreendermos o que Deus está mostrando, e só teremos acesso a isso ao investigarmos. A Bíblia afirma que um rei tem acesso porque investiga (Provérbios 25). Da mesma forma, todo aquele que investigar os Portais da Glória, os acessos que Deus está dando, subirá de nível, entrará em novas temporadas e reinará. É preciso entendermos que é necessário haver um encontro real com Deus para ocorrer um ponto de virada na nossa vida; sem isso não haverá mudança de temporada.

Se estamos gerando essa busca, se queremos contemplar e conhecer o sobrenatural, saindo do marasmo espiritual, se estamos buscando Deus em oração, em jejum, em meditação da palavra, em adoração, a nossa vida nunca mais será a mesma. Até hoje, toda vez que se abriu um Portal da Glória, o favor de Deus se estabeleceu sobre aquele que O recepcionou e ouviu, seguindo as Suas instruções.

Isto é, toda vez que temos uma experiência com os Portais da Glória, a nossa vida passa por um divisor de águas. É por isso que precisamos estar em ambientes de Glória, onde haja manifestações palpáveis de Deus, pois, quando esses portais se abrem, sempre há mudanças.

> Ninguém permanece igual depois de ter um encontro com a Glória de Deus.

Quando há uma conectividade entre o Céu e a Terra e estamos no meio dela, não há como nossa vida permanecer igual. Numa escola profética, por exemplo, há fusão entre Céu e Terra, por meio das chaves espirituais que são liberadas. São portais anunciadores de um tempo novo e de mudanças em muitas vidas.

NONA FORMA DE DEUS FALAR: VISÕES

A visão é também uma maneira de **Deus se revelar a alguém**. Estou certo de que, quando Deus quer imprimir uma marca do Seu Espírito e uma forte lembrança da Sua manifestação, visões são dadas. As visões fazem parte do derramamento do Espírito que a Bíblia anuncia.

Atos 2:16-17 afirma que as visões aumentariam à medida que a volta de Jesus estivesse próxima. Tal profecia é encontrada no livro do profeta Joel (2:28), onde lemos que os velhos sonharão, os jovens terão visões... ou seja, manifestações do espírito em forma de imagem. Toda imagem fala, por isso, tanto uma visão quanto um sonho têm algo a nos dizer.

Na verdade, tudo fala. Por exemplo, a imagem de uma criança feliz fala, ou seja, existe uma informação por trás daquela imagem. Assim, as visões são voz de Deus atravessando uma imagem.

Frequentemente, as visões são vinculadas a alguma promessa feita por Deus, podendo estar ligadas a um chamado ou ministério designado por Ele. Também podem referir-se a uma capacitação ou habilidade dada a uma pessoa no momento em que ocorrem.

Essas imagens mentais, que chamamos de visões, podem ser experimentadas quando alguém se conecta com Deus em oração. Nessas horas Deus pode trazer algo à mente, por meio de visões ou sonhos. Deus confirma, com imagens mentais, memórias e lembranças, até outros sonhos. São também as imagens mentais que vêm de repente à nossa frente, seja a imagem de uma pessoa ou de um lugar em que não estávamos pensando e que repentinamente toma conta de nós. Podemos dizer que as visões são marcas de Deus criadas em nós, que nos fazem crer Nele.

Existem vários níveis de visões, e, à medida que adentramos em cada nível e os valorizamos, dando importância ao que Deus revela, Ele vai abrindo novos campos de visão.

Devemos entender que as visões não podem ser forçadas. Não podemos simplesmente espremer os olhos e ver estrelinhas. As visões são coisas que Deus nos permite ver. Há muitas pessoas que têm visão aberta e conseguem ver com bastante clareza o mundo espiritual. Entretanto, elas não veem o tempo todo, mas estritamente aquilo que Deus permite.

Como ter uma visão boa?

Nosso coração é uma lente, e, se estiver poluído, nossa lente estará suja e veremos as coisas de forma distorcida. Jesus fala que "se os olhos forem bons, todo o corpo será luminoso, mas se os olhos forem maus só enxergaremos trevas" (Mateus 6:22) – porque nossos olhos são as lentes do coração. Quando Deus nos dá uma visão, se o coração estiver sujo, amargurado, iremos olhar por uma lente trincada e suja, que não nos permitirá ver com clareza o que Ele está querendo nos mostrar. Isso não significa ser uma pessoa 100% perfeita; significa ter coração puro. Jesus falou "Bem-aventurados os puros de coração, pois eles verão a Deus" (Mateus 5:8).

Portanto, se a lente do coração não estiver pura, não conseguiremos ver bem. Por isso, toda pessoa que quer ter visões espirituais primeiramente precisa limpar seu coração. Assim, para adentrarmos nas visões espirituais, a primeira coisa que precisamos fazer é deixar Deus trabalhar no nosso coração.

> **Se a lente do coração não estiver pura, não conseguiremos ver bem.**

A lente dos olhos espirituais pode filtrar o que é bom e o que é mau. Mas se a lente estiver suja, não conseguirá ter esse filtro. Dessa forma, com a lente suja, além de se enxergar com distorção, faltará percepção espiritual para compreender o que é de Deus e o que não vem Dele.

Isso também funciona no mundo natural: se vejo uma pessoa prosperar, e meus olhos são bons, vou me alegrar com essa prosperidade; mas, se eu for uma pessoa competitiva e invejosa, vou até questionar por que a pessoa tem algo que eu não tenho. E a Palavra de Deus diz que isso será podridão para mim, pois declara que "a inveja é podridão para os ossos" (Provérbios 14:30).

Visão externa e interna

Como já vimos, as visões são repentinas, ou seja, acontecem inesperadamente. Em uma visão, a luz do Espírito de Deus entra pelas lentes dos nossos olhos espirituais.

Há dois tipos de visão: a visão interna e a visão externa. A visão interna ocorre com os olhos tanto fechados quanto abertos. Nas visões internas, vê-se por trás da visão natural, então, funciona como se fosse uma segunda visão. Isto é, vemos através das pessoas e das coisas, através dos lugares.

Pode-se dizer que as visões de olhos abertos são quase palpáveis e praticamente materiais; todavia, só é possível enxergar o que o Espírito Santo permite. Quando tive a visão do manto vermelho, que relatei anteriormente, não pude ver cabeça, pés ou braços. Os meus olhos se fixaram em três aspectos, de forma que não vi o restante. Vi a altura (mais alto que eu), a cor (um vermelho cor de sangue) e a espessura (o veludo grosso como vestes de rei).

Além disso, ao ver aquele manto entrar no escritório, tive a sensação de que se tratava de uma criança, e só fui entender o motivo dessa impressão meses depois. Isso aconteceu em oração, quando Deus me revelou que eu havia pensado que era uma criança porque a santidade de Deus é de plena pureza.

O espírito religioso tenta nos fazer esquecer as experiências com o Espírito Santo para que foquemos somente determinado entendimento, mas não é isso que Deus deseja. Nunca devemos esquecer ou simplesmente rejeitar aquilo que Deus nos mostra.

Uma pessoa que tem visões de Deus é um privilegiado. Acredito que as visões são testemunhos de nossa fé, sinais de Deus em nossa vida que ficam gravados na mente, justamente porque dizem respeito ao desenho Dele para cada ser.

Níveis das visões

 "Eu falo do que vi junto de meu Pai, e vós fazeis o que também vistes junto de vosso pai."

(João 8:38)

Aqui Jesus explica que suas falas partem daquilo que viu ao lado do Pai, tanto que, em todos os Evangelhos, Jesus sempre fala do Pai, da sua referência e inspiração Nele. Jesus andava por este mundo, mas olhava para o Pai, sempre caminhando e olhando para Ele. Acredito que, em vários momentos de Seu ministério, Jesus via coisas no seu espírito e transmitia isso para as pessoas.

1 – Impressão espiritual

O primeiro nível de visão sobrenatural é a impressão espiritual, ou seja, uma sensação no nosso espírito; o espírito vendo algo que os olhos naturais não estão percebendo. Isso pode ser algo que vem à mente em dado momento, algo aleatório (em que não se estava pensando).

Jesus falava com as pessoas e, ao mesmo tempo, o seu espírito via o que estava acontecendo, pois Ele tinha uma percepção espiritual muito apurada e conseguia ver por impressão. Nós também temos continuamente essas impressões no espírito – o grande problema é que as ignoramos.

Algumas pessoas não compreendem como determinadas revelações são tão precisas; mas nosso olho espiritual percebe coisas que nossa mente nem sempre visualiza. Quanto mais alto é o nível de visão espiritual, maior é a dimensão da nossa vista espiritual. Isto é, quanto mais conseguimos perceber no nosso espírito, maior será o grau de visão em que entraremos.

Nesse nível, da impressão espiritual, há uma Glória suportável. À medida que as visões vão ficando mais profundas, se a pessoa não tiver preparo espiritual para adentrar nesses níveis, ela terá espanto e até horror, por vezes insuportáveis. Então entendemos que, quando a Bíblia usa palavras como horror e espanto, muitas vezes está se referindo a tipos de visões.

Por isso, há certos níveis de visão que grande parte das pessoas não suportaria ter. Quando o profeta Isaías teve contato com uma forte manifestação visual de Deus, ele disse: "Ai de mim, pois sou um homem pecador" (Isaías 6:5). O detalhe é que Isaías estava acostumado com as visões, mas, diante da contemplação que teve, disse "Ai de mim", porque achou que morreria diante daquilo.

A Bíblia também fala de Daniel, que era um profeta experimentado e acostumado com as visões; porém, quando o anjo apareceu, Daniel caiu como morto. Tudo por causa da Glória da visão.

2 - Visão gráfica

Há visões gráficas, tais como desenhos, que trazem incrustada em si uma palavra de Deus. São as ajudas visuais do Espírito Santo, nas quais pode haver ou não símbolos. São visões internas em que Deus nos mostra lugares, pessoas... Não apenas uma percepção espiritual, mas uma visão mais contemplativa, em que vemos desenhos realistas, como fotografias, de algo que Deus está querendo mostrar. Essas visões podem acontecer inclusive no meio dos sonhos.

É interessante dizer que as visões gráficas não têm movimento, são visões estáticas. É algo que vemos, mas que está parado. Não é como uma visão 3D, na qual podemos entrar; mesmo assim, sempre carregam uma instrução do Espírito.

As visões têm informações, e é preciso haver uma interpretação destas. Há muitas coisas que Deus revela que precisam ser capturadas pelas pessoas,

> Deus não revela algo sem motivo; sempre há um propósito nas revelações.

porque podem ser armadilhas do diabo que precisam ser anuladas pelo nome de Jesus.

Deus revela, por exemplo, doenças, e faz isso, em especial, de duas formas. A primeira é por meio da palavra de conhecimento, em que sentimos a dor que o outro está sentindo; a outra é a visão da própria enfermidade ou de órgãos enfermos. Isto é, Deus pode dar visões gráficas enquanto estamos orando por enfermos, permitindo que tenhamos uma visão do órgão doente; isso é um tipo de revelação.

3 – Visão panorâmica

A palavra grega para visão é *horama,* uma das raízes da palavra *panorama.* A visão em panorama é uma visão que se abre, em especial para profetas. Estes recebem instruções do que devem fazer em etapas de uma visão que vai se ampliando. Ou seja, Deus vai mostrando aos poucos o que vai acontecer.

Daniel teve muitas visões panorâmicas. Um exemplo delas foi o sonho de Nabucodonosor com a grande estátua (Daniel 2). Daniel foi recebendo a interpretação da estrutura do sonho em partes, em desdobramentos. O sonho do rei foi uma visão panorâmica porque mostrou com detalhes o que estava acontecendo. Também podemos dizer que a visão panorâmica são imagens em movimento.

A Bíblia faz também um registro de visão panorâmica em Atos 9, quando Ananias tem a visão de que devia pôr as mãos sobre o apóstolo Paulo para que este recobrasse a visão.

Fontes de inspiração

Existem pelo menos três fontes de inspiração para sonhos e visões:

1. *Sonhos e visões inspirados por Deus* – quando dizemos que vêm de Deus, do Espírito Santo.
2. *Sonhos e visões produzidos pela nossa alma* – os quais não podem ser interpretados, porque são misturados. Muitas vezes são tão confusos que não se consegue ver códigos proféticos (símbolos) dentro deles.
3. *Sonhos e visões produzidos por Satanás* – são sonhos com batalha espiritual, pelo fato de o espírito da pessoa estar vendo o que está acontecendo; em outras vezes, são sonhos imorais que a pessoa sonha tendo relação com desconhecidos. Ela pode sonhar até mesmo que está morrendo, ou que alguém próximo, às vezes um membro da família, está perdendo a vida. Pode sonhar ainda com o Diabo se lançando sobre alguém.

DÉCIMA FORMA DE DEUS FALAR: TRANSE OU ÊXTASE

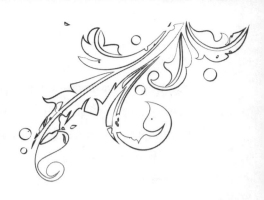

A palavra êxtase vem de um termo grego que significa "sair dele" e também quer dizer "arrebatar-se, desprender-se subitamente, sair de si, elevar-se".

O êxtase é uma forma de visão. Nela os sentidos físicos ficam suspensos durante um tempo, e ocorre o arrebatamento de sentidos. Há pessoas que ficam arrebatadas apenas em alguns sentidos, mas permanecem conscientes do que está ao redor; uma parte delas continua compreendendo o que está se passando. Outras pessoas são arrebatadas totalmente, como João na ilha de Patmos (Apocalipse 1). Aí se trata de um arrebatado em espírito, em que Deus tira a pessoa do corpo e a leva para dentro das visões, de tal forma que às vezes ela não consegue nem sequer abrir os olhos.

Podemos usar também a palavra transe para esse tipo de visão profética. Como já expressei, o êxtase, ou transe, está incluído entre os tipos de visão. Um êxtase ou transe é algo que acontece numa fração de segundo e se dá no nível do inconsciente. Foi o que aconteceu com Pedro em Atos 10. São momentos em que se fica totalmente imóvel, em visões contemplativas, e, por mais que se tente olhar para outra coisa, permanece-se fixado naquilo. Isso porque o êxtase é uma visão que cativa totalmente; a pessoa não consegue desviar os olhos daquilo e se desliga do real a ponto de achar que se passou muito tempo, quando na verdade foi algo muito rápido.

O transe ou êxtase é uma sensibilidade espiritual por uma ação do Espírito Santo e acontece quando Deus quer comunicar algo. Já recebemos relatos de muitas pessoas que tiveram momentos de êxtase ou transe. Entendo que o êxtase é uma experiência única e totalmente sobrenatural.

É importante frisar que êxtases ou transes são ocorrências esporádicas e não contínuas ou corriqueiras – diferentemente de uma palavra de conhecimento ou de uma visão, que são mais recorrentes.

Há pessoas que têm transes, êxtases, por alguns segundos ou por vários minutos. É algo totalmente sobrenatural ou anormal, dependendo da fonte: as coisas sobrenaturais são de Deus, as coisas normais são do homem, e as coisas anormais são malignas, diabólicas – precisamos compreender isso. Até mesmo uma pessoa que não segue Deus pode ter um êxtase, só que aí é de outra fonte, não proveniente Dele.

É preciso enfatizar que existem fontes diferentes de transe: a fonte de Deus, do Espírito Santo, e a fonte maligna, que vem do inferno, de inspiração maligna. Nessa mesma linha, há artistas que compõem determinados filmes, músicas ou livros sob inspiração das trevas ou por inspiração divina. Portanto, enquanto há obras inspiradas por Deus, nas quais Ele fala, há muitas obras artísticas de inspiração duvidosa ou explicitamente maligna.

DÉCIMA PRIMEIRA FORMA DE DEUS FALAR: PROFETAS E PROFECIAS

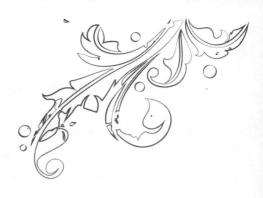

1 – Profetas

Deus também fala por meio dos seus profetas. Os profetas bíblicos declaravam "Assim diz o Senhor", e o povo sabia que eram mensagens enviadas por Deus. Entenda, nem todos os que profetizam são profetas, mas há pessoas que têm o ofício profético – Deus as chamou para essa função. Assim como existem pastores na igreja, evangelistas, apóstolos, mestres, há profetas (conforme os cinco ministérios descritos em Efésios 4:11). Ainda que algumas igrejas não reconheçam o ministério profético, ele existe, e é tão real quanto o ministério pastoral, ou seja, se existem pastores, há também profetas.

> "E naqueles dias desceram profetas de Jerusalém para Antioquia. E, levantando-se um deles, por nome Ágabo, dava a entender pelo Espírito que haveria uma grande fome em todo o mundo, e isso aconteceu no tempo de Cláudio César."
>
> (Atos 11:27,28)

É preciso compreender que um profeta é uma extensão do ministério de Jesus, um dos cinco ministérios do governo Dele sobre a igreja. O profeta é aquele que fala em nome de Deus, do passado, do presente e do futuro. É uma pessoa inspirada pelo Espírito Santo.

Não considero profeta uma pessoa que fala com ódio ou faz acepção de pessoas, em quem não se identifique o amor genuíno de Deus. Porque o amor de Deus jamais vai excomungar alguém; pode até gerar afastamento ou dureza, mas não extinguirá o amor.

Profetas são porta-vozes, mensageiros de Deus, mas será que eles ainda estão entre nós? Os profetas referidos na Bíblia, em Atos 11, profetizaram antes de Jesus e de João Batista ou depois deles? Alguns afirmam que o último profeta citado na Bíblia foi João Batista. Entretanto, os versículos de Atos dos Apóstolos destacam que profetas desciam de Jerusalém no tempo de Cláudio César (dentre eles um chamado Ágabo), portanto, havia profetas na Igreja primitiva, na Igreja de Jesus.

O argumento de que o último profeta foi João Batista limita-se àquela dispensação. Agora estamos em uma nova dispensação, a dispensação da Graça. É por isso que o apóstolo Paulo afirma que um dos cinco ministérios da igreja, do corpo de Cristo, é o ministério de profeta.

 **"Então Eliseu lhe mandou um mensageiro, dizendo: Vai, e lava-te sete vezes no Jordão, e a tua carne será curada e ficarás purificado."**

(2 Reis 5:10)

Deus usou o profeta Eliseu para liberar uma palavra sobre Naamã, comandante sírio que obedeceu à palavra daquele profeta e foi abençoado. Muitos não são abençoados porque não ouvem a palavra de um profeta genuíno de Deus (não quem meramente se intitula profeta).

Na Bíblia, vemos que os profetas percorriam muitas distâncias para entregar uma palavra, uma direção de Deus. Há exemplos disso tanto no Antigo quanto no Novo Testamento. Em Atos, narra-se que Ágabo percorreu um longo caminho para levar uma palavra sobre o futuro de toda uma região. Deus falou a Paulo também por meio de Ágabo, em Atos 21:10, sobre aquilo que enfrentaria.

Seguindo essa linha, entendemos que Deus fala por meio de profetas ainda hoje. É fato que Ele se revela por meio da Bíblia, pois é a Sua Palavra, mas Ele continua falando por meio de sonhos, do Espírito Santo, bem como dos profetas.

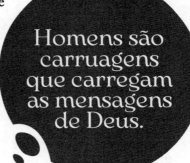

> Homens são carruagens que carregam as mensagens de Deus.

Oxigênio do profeta

> "Agora, pois, restitui a mulher ao seu marido, porque profeta é, e rogará por ti, para que vivas; porém, se não lha restituíres, sabe que certamente morrerás, tu e tudo o que é teu."
>
> (Gênesis 20:7)

Essa é a primeira vez na Bíblia em que são usadas as palavras *profeta* e *oração* juntas. Nesse caso a Bíblia diz que havia um rei chamado Abimeleque que tomara a esposa de Abraão para ser sua concubina. A Bíblia diz que então Deus aparece em sonhos ao rei, falando que, se ele não devolvesse a mulher ao marido com urgência, morreria, juntamente de sua casa. Ainda em sonho, Deus disse que Seu servo, que era um profeta, oraria para que o rei e sua casa tivessem proteção. Com isso podemos ver que o profeta e a oração estão sempre conectados. Não existe profeta que não ore; o oxigênio do profeta é sua vida de oração. Um profeta não consegue respirar sem oração.

Acredito ainda que grande parte das revelações que um profeta recebe de Deus acontece nos seus momentos de oração. É como se Deus colocasse para dentro do espírito do profeta todas aquelas revelações. Dessa forma, as interpretações de sonhos que um profeta dá são de inspiração do Espírito Santo.

É muito importante entendermos que, quando estamos orando, acumulamos informações espirituais. Então, se uma pessoa é profética e crê que Deus fala, quando ela ora está recebendo informações do Céu.

Sabemos que a tecnologia está ficando cada vez mais veloz, facilitando nossa vida e surpreendendo a cada dia. Hoje, se temos um iPhone e um iPad, escrevemos algo no iPhone e automaticamente cai no iPad, nem é preciso enviar de um para o outro. Isso se chama conectividade. Acredito que tudo que existe de bom nesta Terra, de alguma maneira, tem similaridade com o que há no Céu e com o que acontece no Reino de Deus, pois as informações ocorrem de forma muito veloz no Reino dos Céus. Então, enquanto estou orando no espírito, colocando-me diante de Deus, no exato momento em que estou falando com o Espírito Santo Ele também está falando comigo. Ainda que Sua voz não seja audível, meu espírito está recebendo as informações que estão no Espírito. Temos que entender que o Espírito Santo conhece a mente de Deus, que é onisciente, onipresente e onipotente.

Então, as revelações que um profeta libera são coisas que foram capturadas da mente de Deus, por meio de uma transferência do Espírito. Por isso, uma pessoa profética precisa aprender a passar longos momentos em oração, para que seu espírito capture as revelações que estão na mente do Espírito Santo. Quanto mais tempo estivermos na presença de Deus, mais informações teremos sobre nosso futuro, sobre pessoas ao nosso redor e sobre ambientes.

Ter essa sensibilidade espiritual é crucial para o nosso sucesso neste mundo. É por tudo isso que a primeira coisa que o diabo faz, antes de derrubar alguém, é destruir a sua vida de oração. A oração é o sangue vital do ministério profético. Se quisermos receber revelação do Espírito, devemos aprender a estar na presença do Deus da Revelação. A oração é a nossa conexão com Deus que acende a revelação da Sua vontade.

Uma pessoa profética que passar tempo com Deus terá suas dúvidas dissipadas e conseguirá tomar decisões certeiras, pois a convicção do Espírito vai atuar naquele momento; uma revelação sobre aquela situação foi plantada dentro dela. Isto é, tudo acontece antes com ela do que com os outros, e há coisas que ela vive hoje que Deus havia revelado há anos. Ou seja, uma pessoa profética consegue ver o seu futuro; os sonhos e as visões representam isso.

Acredito que muito do que vamos viver em alguns dias, daqui a alguns meses ou anos já está sendo plantado pelo Espírito em nós, já foi transferido da mente do Espírito para o nosso espírito. É por isso que precisamos de ambientes de oração e de adoração, pois, quando estamos em ambientes espirituais, proféticos, recebemos uma inspiração que vai nos movimentar e impulsionar a cumprir aquela visão, o projeto que Deus colocou em nosso coração.

Acredito que todas as coisas estão escondidas no Espírito, Ele é a nossa fonte de Revelação. Ele é a terceira pessoa da Trindade e tem livre acesso ao coração de Deus Pai e ao coração de Jesus Cristo, porque eles comungam entre eles, são uma família. O Espírito Santo conhece o que está na mente de Deus Pai e o que está na mente de Deus Filho, e essa mesma comunicação que há entre Eles está acessível àqueles que têm interatividade com o Espírito Santo. Por isso, é de suma importância aprendermos a nos conectar com a mente do Espírito.

2 – Profecias

Se Deus fala por meio dos profetas, certamente fala por profecias, já que a profecia é a ferramenta do profeta: a tradução da voz de Deus.

A profecia é uma revelação de Deus, uma palavra direta do trono Dele para a nossa vida. A profecia é ampla e se cumpre com certo distanciamento temporal, todavia, não tem um prazo estipulado pelo homem para acontecer; isso é somente determinado pelo próprio Deus. Dessa forma, a profecia pode levar anos para se cumprir.

"Naba" é uma palavra hebraica que significa fluir, como o borbulhar de uma fonte, declarar uma coisa que somente é conhecida por revelação divina: daí provém a palavra profecia. Uma definição bíblica de profecia é: dom do Espírito Santo dado para o crente para falar uma palavra inspirada por Deus ou para traduzir algo que conseguiu receber do coração Dele a uma pessoa, a um lugar ou a um povo.

Nem toda pessoa que tem o dom de profecia é profeta, e nem todos que profetizam têm o dom de profecia, porque uma pessoa pode profetizar uma única vez, por uma intervenção do Espírito de Deus. A Bíblia diz que Saulo andou com profetas e foi reconhecido como profeta porque profetizou, mas não era profeta, e sim um rei. Isso significa que, por andar com pessoas proféticas, podemos profetizar.

A diferença do dom de profecia para o ofício de profeta é que pelo dom de profecia a pessoa só profetiza, mas o profeta também ensina outros a ouvirem a voz de Deus.

No Antigo Testamento, a profecia era ministrada de uma forma diferente da do Novo Testamento, pois na nova dispensação ela é ministrada sempre seguindo um exemplo maior, que é o amor de Jesus Cristo.

Uma verdadeira profecia precisa conter três requisitos: edificação, exortação e consolação (1 Coríntios 14:3). Somente assim ela pode ser julgada. Se os três pilares da profecia são exortação, edificação e consolação, ela não deve envergonhar ninguém. Assim, toda profecia que expõe a pessoa para envergonhá-la não vem de Deus.

Como dissemos, uma profecia não apenas pode, mas também precisa ser julgada. A Bíblia diz que uma profecia deve ser julgada por dois ou três (1 Coríntios 14:29). Note que a palavra de Deus orienta a julgar as profecias, e não os profetas. Um detalhe importante sobre isso é que as pessoas, para poderem julgar as profecias, devem ter clareza espiritual, porque pessoas emocionais não conseguirão captar o que é espiritual.

Lembre que, para verificarmos se uma profecia realmente é de Deus e não de outra fonte, o primeiro passo é analisar se ela não contraria a Bíblia. Se ela for contra as verdades bíblicas, pode ser imediatamente refutada.

Deus levanta profetas a fim de liberarem profecias para advertir, para alinhar, para intervir sobre algo ruim que está na iminência de acontecer... por isso elas podem trazer mudanças de rotas, proteção, livramentos... ou seja, impedir o mal de suceder. Por isso, essa forma de Deus falar é muito importante e precisa ser seriamente considerada – e nunca ignorada.

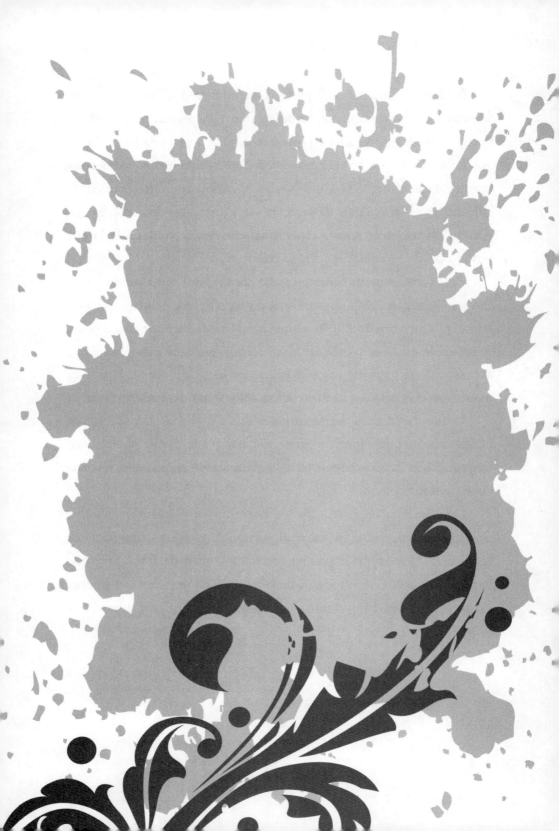

DÉCIMA SEGUNDA FORMA DE DEUS FALAR: A CONSCIÊNCIA

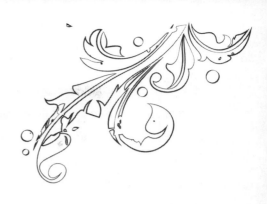

Podemos dizer que a consciência é um órgão espiritual vital, por isso, não deve ser rejeitada. A consciência é o ponto onde Deus expressa a sua santidade. Quando deixamos de dar ouvidos à nossa consciência, podemos estar começando a ultrapassar um limite que Deus colocou em nós para o nosso próprio bem. A consciência é uma fronteira colocada dentro de nós, denotando que há coisas que não podemos transpor, pois, se o fizermos, haverá consequências.

Há três tipos de consciência. A consciência boa, na qual a voz de Deus está fluindo por meio de alguém; a consciência débil, ou seja, já influenciada, contaminada; e a consciência cauterizada, em que o pecado "tanto faz como tanto fez". É preciso estarmos cientes de que uma consciência cauterizada bloqueia a voz de Deus.

A Bíblia diz que, quando passamos muitas vezes por cima da nossa consciência, a cauterizamos. Isso significa fazermos um corte nela, que depois criará uma casca dura. Em algumas pessoas, a consciência não se movimenta mais quando elas pecam, ou seja, a consciência já não as alerta mais, porque a ignoraram tantas vezes que aquele pecado se tornou algo frequente e até banal. A consciência é um ponto onde Deus expressa a Sua santidade, porque por meio dela percebemos o que agrada e o que não agrada a Ele.

A Bíblia diz que quem não conhece o Evangelho será julgado pela lei da sua consciência, por esse órgão espiritual, ou seja, não haverá desculpa para ninguém no dia em que se encontrar com Cristo – pois mesmo aqueles que não conhecerem o Evangelho serão julgados pela sua consciência. Isso porque todo ser humano nasce com uma noção do que é certo e do que é errado. Independentemente de ser criado numa cultura permissiva, em que coisas erradas são normais, a sua consciência vai sempre falar com ele. Por isso, ser fiel à nossa consciência é o primeiro passo para viver em santidade.

Uma boa consciência e um bom testemunho interior são inseparáveis. Entretanto, há algumas pessoas que machucam a consciência. É como se estivessem prejudicando ou envenenando esse órgão espiritual e, consequentemente, o silenciando. Nunca discuta com a sua consciência, pois isso a silenciará e a cauterizará. Como diz na Palavra de Deus:

 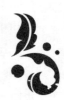

> *"Pela hipocrisia de homens que falam mentiras, tendo cauterizada a sua própria consciência."*
>
> (1 Timóteo 4:2)

Em outras palavras, nos últimos dias, a consciência de grande parte das pessoas estará cauterizada. Uma consciência manchada com ofensas está sempre debaixo de acusação constante, e isso vai afetar a relação com Deus. É por isso que algumas pessoas, para aliviarem sua consciência, fazem muitas obras boas, muita caridade. Todos podemos fazer o bem; todavia, não devemos fazer obra de caridade para justificar nossos erros.

DÉCIMA TERCEIRA FORMA DE DEUS FALAR: PENSAMENTOS

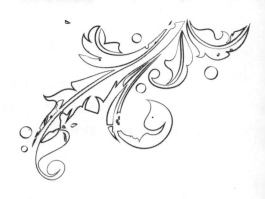

Há pensamentos que vêm à nossa cabeça quando menos esperamos. De repente vem um pensamento sobre alguém e aquilo é recorrente, começamos a pensar naquela pessoa, filho, marido/esposa... e não sabemos nem por quê. Será que é uma revelação? Sim, Deus pode estar falando conosco sobre essa pessoa. Porém, não podemos deixar de lembrar que existem três vozes que podem estar falando: a primeira é a voz natural da mente, da consciência, alertando-nos de que fomos inadequados com aquela pessoa.

A segunda é a voz de Satanás, porque o diabo também sugere pensamentos ruins sobre pessoas. Inclusive existem invocações malignas feitas para alguém não esquecer o antigo namorado, não esquecer alguém querido que morreu, e aquilo está sempre vindo à mente da pessoa. O diabo também pode narrar uma história sobre uma pessoa com o objetivo de causar rancor, mágoa, ódio, e até fazer com que tenhamos barreiras em relação a uma pessoa de Deus. Reconhecer isso é muito importante, porque, quando não conseguimos simpatizar com alguém, não vendo sinceridade ou confiabilidade nela, o significado pode ser tanto a luz que está nela, que nos incomoda, como a maldade que está com ela.

A terceira voz, e mais importante, é a voz de Deus. Muitas vezes pessoas vêm a nossa cabeça para orarmos por elas, geralmente porque estão passando por um momento de perigo ou dificuldade. Então, o que devemos fazer é nos colocar em oração em favor delas.

Outras vezes, tais pensamentos se referem a alguém do nosso passado que reencontraremos, não necessariamente aquela pessoa que veio à memória, mas alguém que também faz parte da nossa história e que de alguma forma será uma conexão para nós. Então, quando pensamos muito em uma pessoa e sabemos que não temos más intenções em relação a ela – ao contrário, são pessoas que de alguma forma foram importantes na área emocional ou espiritual de nossa vida –, possivelmente encontraremos alguém muito parecido com ela no futuro.

Outras vezes, o problema pelo qual a pessoa de quem lembramos passou pode ser semelhante a algo por que alguém próximo de nós passará. Portanto, quando isso acontecer, aprenda a orar, porque a sua intercessão fará toda a diferença, podendo dar livramento de perigo e morte para a pessoa que veio ao seu pensamento.

Assim, quando pensamentos vêm como relâmpagos, quando nos lembramos de alguém em quem não pensávamos há muito tempo, ou sentimos o desejo repentino de ligar para alguém, esse pensamento pode ser um plano de Deus. Eu entendo que Deus fala à nossa mente trazendo nomes, fotografias de pessoas, lembrando-nos de algo bom que aconteceu um tempo atrás, que pode representar não apenas aquela pessoa, mas também algo bom que vamos encontrar no nosso futuro.

É importante frisar que o conhecimento dos pensamentos não diz respeito à leitura da mente, praticada por alguns; trata-se de receber uma revelação de Deus sobre o que uma pessoa está pensando ou sofrendo. Às vezes podemos estar conversando com alguém ou estar em determinado lugar e vir um pensamento a nós, mas este pode não ser nosso, e sim de outra pessoa que está naquele espaço.

Certa vez, eu estava em um programa de rádio e um pensamento tomou conta da minha cabeça. Descobri que era o pensamento de uma pessoa que estava, naquele instante, intencionando tirar a própria vida – e Deus havia me mostrado, inclusive, que ela já havia comprado a corda para enforcar-se.

Ao término do programa, recebi uma ligação, e a pessoa do outro lado da linha perguntava como eu sabia de tudo aquilo... Respondi que Deus havia me revelado. Preste atenção aos pensamentos que vêm à sua mente, pois eles podem ser de alguém próximo a você.

> Preste atenção aos pensamentos que vêm à sua mente, pois eles podem ser de alguém próximo a você.

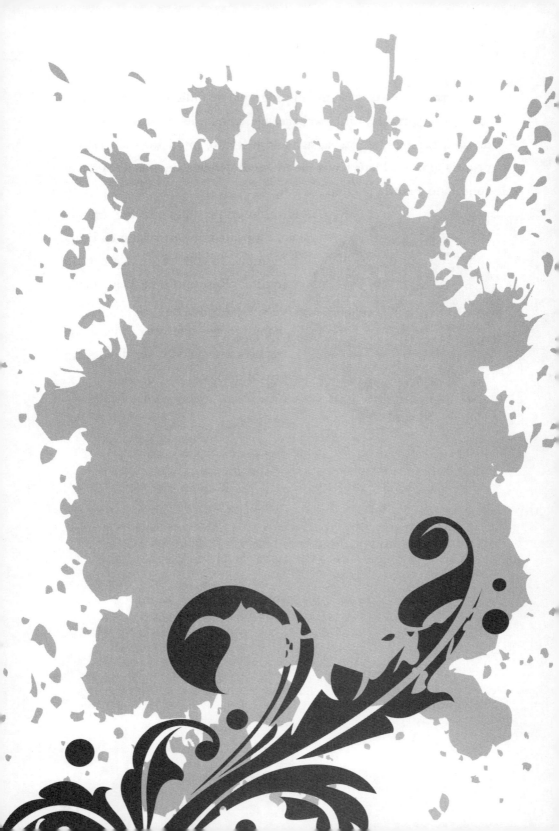

DÉCIMA QUARTA FORMA DE DEUS FALAR: OS ANJOS

 "Mas de noite um anjo do Senhor abriu as portas da prisão e, tirando-os para fora, disse: Ide e apresentai-vos no templo, e dizei ao povo todas as palavras desta vida."

(Atos 5:19,20)

Outra forma sobrenatural de Deus comunicar-se conosco é por meio dos anjos. Às vezes Ele envia anjos, não necessariamente com asas ou vestes brancas, mas em forma de pessoas, que aparecem, mas que nunca mais encontramos. Isto é, Deus usa a forma corpórea de humanos para comunicar-se conosco. Certa feita, uma criança veio até mim e me entregou uma palavra de Deus. Depois tentei encontrá-la durante aquele evento, mas não consegui localizá-la. Creio que ela foi um anjo de Deus que apareceu para mim.

A Bíblia chama os anjos de espíritos ministradores:

> "Não são todos espíritos ministradores enviados para serviço a favor daqueles que vão herdar a salvação?"
>
> (Hebreus 1:14)

Deus usa anjos para ministrar aos homens, e uma das ministrações é falar conosco. A Bíblia diz que eles só não podem mudar a mensagem do Evangelho. Deus comunicou a Maria e a José o nascimento de Jesus mediante uma proclamação angelical, assim como usou anjos para falar com Abraão, para libertar Pedro e em tantos outros relatos bíblicos. Deus faz e fala por meio dos anjos.

Sei que há pessoas exageradas, que dizem ver anjo a toda hora e em todo lugar, e creio que não é assim, pois a aparição de anjos faz parte dos eventos sobrenaturais – são parte da soberania, do plano e do propósito de Deus. Por exemplo, vi anjos várias vezes, mas sempre havia um propósito específico.

Em uma escola de profetas em Belo Horizonte, no momento de iniciar o evento, vi anjos na parte de trás, nas paredes. Eram anjos altos, cujos rostos eu não conseguia enxergar, somente o seu formato, de mais de três metros de altura. Consegui enxergá-los distribuídos no salão. Naquela noite muitas pessoas foram ativadas e houve muitos milagres. Aqueles anjos não falaram comigo, mas a mensagem que recebi de Deus ao contemplá-los, naquela visão, foi de que Ele realmente estava naquele lugar e que muitas coisas sobrenaturais iriam acontecer. Foi exatamente o que aconteceu, coisas tremendas Deus fez.

DÉCIMA QUINTA FORMA DE DEUS FALAR: AS PREGAÇÕES

"Portanto, que todo Israel fique certo disto: este Jesus, a quem vocês crucificaram, Deus o fez Senhor e Cristo. Quando ouviram isso, os seus corações ficaram aflitos, e eles perguntaram a Pedro e aos outros apóstolos: Irmãos, que faremos?"

(Atos 2:36,37)

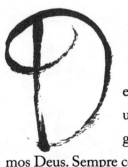Deus fala conosco por meio de pregações, da vida de um pastor, de uma pastora, por meio da vida de pregadores; por isso, pregações são uma forma de ouvirmos Deus. Sempre conto que, quando me converti, não entendi nada da pregação (acho que todo mundo é um pouco assim quando entra pela primeira vez na igreja). Porém, mesmo assim, quando aquele pregador fez o apelo para aceitar Jesus, senti algo que me atraiu para a frente.

Digo que Deus usa muitíssimo os pregadores para falar conosco. As palavras que saem da boca destes, quando estão conectados com o Céu, vêm do Espírito Santo.

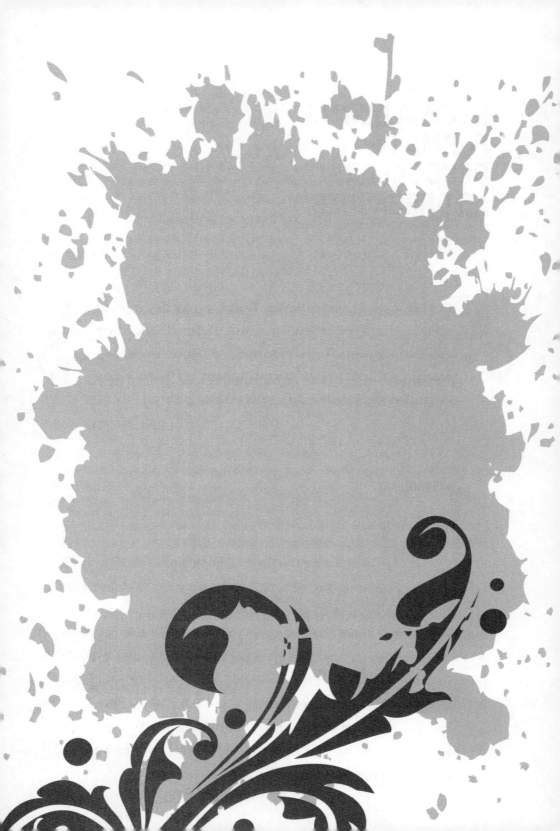

DÉCIMA SEXTA FORMA DE DEUS FALAR: VOZ AUDÍVEL

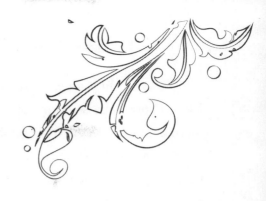

Deus falava audivelmente na Bíblia. Falava com Adão e Eva, falou com Moisés, com João Batista e com todos que assistiam ao batismo de Jesus nas águas. Falou com Saulo, que estava levando mandado para prender cristãos e arrastá-los para a prisão. Na estrada para Damasco, Deus falou: "Saulo, Saulo, por que me persegues?" (Atos 9:4). Deus também pode falar conosco com voz audível.

> "Então veio uma voz dos céus: Eu já o glorifiquei e o glorificarei novamente. A multidão que ali estava e a ouviu disse que tinha trovejado; outros disseram que um anjo lhes tinha falado. Jesus disse: Esta voz veio por causa de vocês, e não por minha causa."
>
> (João 12:28-30)

Nos versículos anteriores, lemos que Jesus ouviu o Pai falar com Ele, embora as pessoas em volta pensassem que fora um anjo, ou, até mesmo, um trovão. A Bíblia também relata que, quando Jesus saiu do Jordão, depois do seu batismo, uma voz se ouviu por muitos que estavam por perto: "Este é meu filho amado em quem me comprazo". Ou seja, Deus fala de forma audível. Eu mesmo já ouvi Deus me chamando pelo nome, portanto, sei que Ele pode falar audivelmente.

No Antigo Testamento, Deus falava mediante revelações diretas. Apareceu para Moisés numa sarça ardente e bradou: "Tira as sandálias dos teus pés, porque o lugar em que tu estás é terra santa" (Êxodo 3:4-5). Deus falava assim, de forma direta, também com Adão e Eva na viração do dia, e mediante o Seu Espírito também falava com homens como Abraão (Gênesis 12:1-3).

Portanto, não limite o poder de Deus, o que Ele faz ou realiza, pois Deus nunca deixou de ser Deus. Por mais que anos passem, Ele continua sendo Deus e continua falando, inclusive com voz audível.

Todavia, vale lembrar que essa é apenas uma das maneiras de Deus falar, o que não significa que, se Ele não falar conosco por voz audível, sejamos menos amados. Como já vimos, Deus tem uma forma muito particular de falar com cada um. Ele pode colocar os Seus pensamentos, Seus sentimentos, Suas ideias, Suas estratégias em nós para resolvermos situações da nossa vida ou, até mesmo, dar direções para a vida de outras pessoas.

DÉCIMA SÉTIMA FORMA DE DEUS FALAR: EVENTOS SOBRENATURAIS

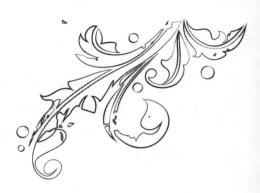

 "Então Moisés, quando viu isto, se maravilhou da visão; e, aproximando-se para observar, foi-lhe dirigida a voz do Senhor, dizendo: Eu sou o Deus de teus pais, o Deus de Abraão, e o Deus de Isaque, e o Deus de Jacó. E Moisés, todo trêmulo, não ousava olhar."

(Atos 7:31,32)

Deus usa eventos sobrenaturais para falar conosco. Moisés teve uma experiência maravilhosa com Deus em um evento sobrenatural. Isso também já aconteceu comigo. Há mais de três anos, estive em Buenos Aires, e o que Deus falou comigo naquele lugar me impactou de forma profunda e poderosa, mudando a minha vida. Tudo porque eu estava inserido em um ambiente onde pude ser ministrado tão poderosamente por Deus que minha impressão foi de que Ele tirou dois ou três dias só para alimentar o meu interior.

Deus usa as escolas de profetas e outros eventos sobrenaturais para ministrar em nossos corações coisas que não estamos acostumados a ver e ouvir no dia a dia. E aquelas revelações são impressas dentro de nós, assim como Deus fez com Moisés.

DÉCIMA OITAVA FORMA DE DEUS FALAR: ATOS PROFÉTICOS

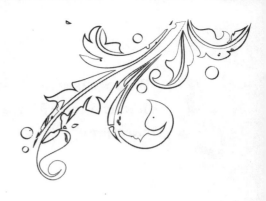

Deus também fala por meio de atos proféticos, que estão presentes em toda a Bíblia. Um deles foi quando os muros de Jericó foram rodeados por Josué e o povo de Deus.

 *"E sucedeu que, tocando os sacerdotes pela sétima vez as buzinas, disse Josué ao povo: Gritai, porque o Senhor vos tem dado a cidade."*

(Josué 6:16)

Em outra oportunidade Deus disse para Moisés: "Diga ao povo que marche":

> "Então disse o Senhor a Moisés: Por que clamas a mim? Dize aos filhos de Israel que marchem."
>
> (Êxodo 14:15)

Logo em seguida, Deus mandou Moisés estender sua vara sobre o mar para que ele se abrisse e o povo passasse:

> "E tu, levanta a tua vara, e estende a tua mão sobre o mar, e fende-o, para que os filhos de Israel passem pelo meio do mar em seco."
>
> (Êxodo 14:16)

Todos esses são exemplos de atos proféticos. Não obstante, é importante salientar que um ato profético deve ser conduzido pelo Espírito Santo, e não partir da mente humana. Por isso, nem todos os atos proféticos são aceitáveis, já que alguns não vêm de Deus, mas têm outra inspiração.

DÉCIMA NONA FORMA DE DEUS FALAR: POR MEIO DO NOSSO CORPO

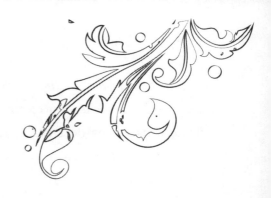

Quem anda com um profeta pode profetizar, porque a unção é transferível e pode ser sentida até por quem não sabe profetizar, pois seu corpo está recebendo uma informação. Ou seja, o nosso corpo pode receber informações espirituais, porque Deus nos projetou para sentirmos.

Todas as pessoas são sensitivas e reagentes, pois reagimos a lugares e a pessoas, sentimos pessoas e ambientes. E quanto mais o seu corpo estiver experimentado no sobrenatural de Deus, mais sentirá e reagirá às coisas que estão ao seu redor.

Jesus falava assim: "Quem crê em mim, como diz nas Escrituras, rios de água viva fluirão do seu interior" (João 7:38). Diante de tal afirmação, os religiosos ficavam perplexos, indagando como seria possível rios de água viva fluírem do interior de alguém. Eles não compreenderam que Jesus estava falando do espírito que transborda no homem. Quando cremos em Jesus, o espírito transpassa a alma e se manifesta no corpo. É por isso que a Bíblia diz que a sombra de Pedro e os lenços e aventais que Paulo ungia com óleo curavam enfermos. Era o Espírito Santo que projetava e que transmitia aquilo.

A palavra *compartilhamento*, que usamos nas redes sociais hoje, é uma palavra bíblica, pois a sombra de Pedro compartilhou a manifestação da Glória de Deus. A Glória de Deus na vida de Paulo foi projetada sobre um lenço e cruzou pelo corpo. Esses são exemplos de revelação que vêm ao corpo.

Moisés, ao descer do Monte Sinai, estava com a Glória sobre o seu rosto:

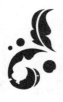

> "E aconteceu que, descendo Moisés do monte Sinai, trazia as duas tábuas do testemunho em suas mãos, sim, quando desceu do monte, Moisés não sabia que a pele do seu rosto resplandecia, depois que falara com ele."
>
> (Êxodo 34:29)

Ou seja, quando Moisés ouviu a voz de Deus, o seu corpo compartilhou. Toda vez que vamos à presença de Deus, nosso corpo absorve a Glória. Porém, o texto de Êxodo 34 afirma que a Glória é transitória, pois o corpo a descarrega e só há recarga quando Deus fala, quando vem uma revelação. É por isso que o homem sem revelação de Deus não está carregando a Glória.

Para carregarmos a Glória de Deus em nosso corpo, a revelação precisa estar ativa em nossa vida. Se alguém tem, por exemplo, uma palavra de Deus para sua empresa e seus negócios, está carregando a Glória com ele, porque aquela revelação atrai a Glória sobre o que vai fazer. Essa é uma habilidade recebida que será compartilhada em tudo que tocar.

Moisés, após ouvir a voz de Deus e descer do Monte, teve a Glória resplandecida no rosto. Porque todo homem que está ou esteve diante da Glória de Deus carrega esse poder Dele que se manifesta no corpo.

O projeto de Deus para o corpo

O corpo humano foi projetado para viver na Glória de Deus, ou melhor, foi criado para reconhecer o espiritual e o sobrenatural. Como já foi explicitado, também nosso corpo foi preparado para ter sensibilidade, e não só o nosso espírito (esse já está acostumado ao que é espiritual).

O nosso corpo, porém, precisa reconhecer o espiritual. Mais do que um receptáculo da presença de Deus, ele foi projetado também para reconhecer a presença e a glória Dele. É por isso que todo ser humano tem sensibilidade espiritual, mesmo que uns em maior e outros em menor grau.

Dito de outra forma, o nosso corpo foi projetado para reagir. Ele reage a pessoas, a ambientes, a cenários (coletivos e particulares). Os discípulos que estavam no caminho de Emaús (Lucas 24) não reconheceram Jesus, mas seus corpos, sim, pois seus corações se aceleraram.

Assim, podemos sentir quando um lugar é pesado, quando uma pessoa está carregada espiritualmente. Também sentimos liberdade de conversar com determinadas pessoas, assim como percebemos quando não devemos nos abrir muito. Isso porque algo dentro de nós, ou até mesmo o nosso corpo, sinaliza para isso.

Se começarmos a interagir um pouco mais com essas habilidades que Deus nos deu, certamente conseguiremos capturar o sobrenatural de Deus e até mesmo os caminhos e as direções que Ele tem para nossa vida, inclusive em relação aos acessos e aos relacionamentos.

Por exemplo, já conheço um pouco do meu corpo e sei quando o Espírito de Deus está me dando palavra de conhecimento, pois, quando

ando entre pessoas, começo a sentir dores no corpo e sei que estas fazem parte da manifestação desse dom. É o Espírito de Deus me revelando o que as pessoas estão sentindo. Isto é, Deus fala ao nosso corpo por meio das palavras de conhecimento, que vêm em forma de dor, para nos mostrar o que alguém próximo de nós está sofrendo.

É preciso chamar a atenção para o fato de que a palavra de conhecimento vem e vai, mas se não dermos atenção a ela, ela não volta mais. Por isso precisamos ser sensíveis à voz de Deus.

Da mesma forma, quando falo algo da parte de Deus, sinto um arrepio, uma emoção muito forte, uma alegria, uma liberdade. Você pode perguntar se Deus age mesmo quando não sentimos nada. A resposta é: "Claro que sim, mas o dia em que Deus conseguir se comunicar totalmente com o seu corpo, você receberá revelação após revelação daquilo que o seu corpo está captando do mundo espiritual".

Deus me revela como está agindo em muitas pessoas, nas suas costas, pernas, na cabeça, as batalhas mentais… Por vezes, vejo amarras, grilhões, correntes, flechas, facas, espadas e, também, demônios na vida delas. Tive uma visão, olhando para alguém, dos bichos que agiam: um empoleirado nas suas costas, e outro agarrado ao seu estômago. Aquela mulher tinha gastrite nervosa e sentia um peso terrível nas costas; mal sabia ela que aquilo que estava agindo na sua vida era espiritual.

Estou falando da parte espiritual, embora saibamos que existe a parte natural, ou seja, há gastrites e dores naturais, porém, há as de fundo espiritual. Precisamos entender que a realidade das coisas espirituais age no corpo, pois Satanás também exerce influência sobre ele. Ele pode agir influenciando ouvidos, sentidos e partes do corpo.

Nosso corpo no culto a Deus

"Rogo-vos, pois, irmãos, pela compaixão de Deus, que apresenteis os vossos corpos em sacrifício vivo, santo e agradável a Deus, que é o vosso culto racional."

(Romanos 12:1)

Nessa palavra de Romanos 12, há um desbloqueio para o nosso entendimento. Ela traz um divisor de águas para todos aqueles que querem adentrar no ambiente das revelações de Deus. Nos tira do nível raso para entrarmos nos mistérios escondidos de Deus, porque mostra que nosso corpo físico tem um papel no culto a Deus. Não apenas a nossa alma, não apenas o nosso espírito, mas também o nosso corpo se relaciona com Deus. É o nosso corpo dando a Ele um culto racional. O corpo deve prestar adoração a Deus, não simplesmente no levantar das mãos, mas realmente interagindo com o ambiente em que está.

O corpo e a dança

Quando uma pessoa está inspirada pelo Espírito, tem vontade de dançar. A presença de Deus é tão palpável que sentimos vontade de pular, de rir e também de dançar. Em tais danças, o corpo está tendo revelação da presença de Deus, do toque Dele.

Uma criança, quando recebe um presente inesperado, fica feliz, faz festa. Por causa da sua inocência, para ela é o melhor momento do mundo. Assim o nosso corpo reage à presença de Deus, reage ao lugar onde Deus está, manifestando-se. Aí danças proféticas podem fluir, profecias podem surgir.

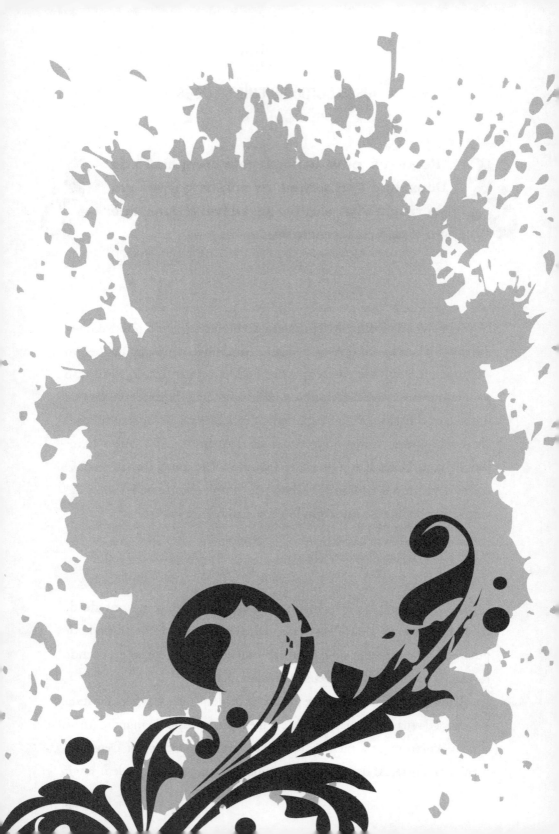

VIGÉSIMA FORMA DE DEUS FALAR: IMPRESSÕES NO ESPÍRITO OU TESTEMUNHO INTERIOR

O *testemunho interior* é uma impressão no profundo do nosso espírito, é uma intuição, uma percepção, um saber, um sentir, um impulso no nosso espírito. A Bíblia diz, por exemplo, em João 1:12, que sabemos que somos filhos de Deus porque foi nos dado o poder; ou seja, recebemos a confirmação do *testemunho interior* de que somos filhos de Deus, pois aceitamos Jesus como Senhor e Salvador.

Essa é uma das maneiras como Deus fala conosco. É uma convicção interna tão forte sobre algo que, mesmo que as dúvidas tentem surgir, sabemos o que Deus disse e ponto final. O problema acontece quando damos ouvidos à dúvida.

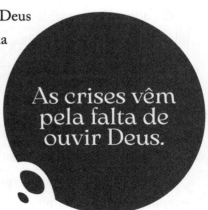

As crises vêm pela falta de ouvir Deus.

Jesus também teve um *testemunho interior*. Em Marcos 1:12, a Bíblia diz: "O Espírito o impulsionou ao deserto" ou "o impeliu ao deserto". Para compreendermos o testemunho interior, vou exemplificar: pode acontecer de estarmos quietos e de repente vir uma vontade de ligar para uma pessoa ou decidir fazer determinada coisa; isso é o Espírito Santo nos provocando a uma ação.

A Bíblia nos fala, em Atos 20, que Paulo teve um testemunho interior:

> **"Senão o que o Espírito Santo de cidade em cidade me revela, dizendo que me esperam prisões e tribulações."**
>
> (Atos 20:23)

Nesse texto percebemos que Paulo sabia que estava indo para o matadouro, mas continuou sua jornada porque entendia que aquilo era um plano de Deus para a vida dele, e percebia, no espírito, que Deus o estava preparando para aquilo. Acredito que Deus, quando estamos muito alinhados com Ele, nos prepara para a morte e até mesmo para lidar com a morte de alguém. É por isso que a conexão com Deus é tão importante. Vamos tendo revelações do futuro, e o Espírito Santo vai trabalhando na nossa alma de uma forma que nos prepara para o que vamos enfrentar.

Impressões no espírito também ocorrem quando vem um sentimento ou uma sensação repentina. Por exemplo: uma mãe tem uma preocupação, um sentimento de que alguém da sua família, um filho, por exemplo, está com problemas. É como se fosse uma premonição, mas trata-se de uma revelação em forma de impressão, de sensação de perigo.

O Espírito Santo dá o testemunho interior, como lemos no versículo:

> "Jesus imediatamente percebeu em seu espírito que era isso o que eles estavam urdindo e lhes questionou: Por que cogitais desta maneira em vossos corações?"
>
> (Marcos 2:8)

Ou seja, Jesus sabia o que estava dentro do homem, porque Ele tinha o testemunho interior. A tradução amplificada da Bíblia diz: "E quando Jesus veio a dar-se conta totalmente em seu espírito", isto é, Jesus percebeu, deu-se conta, estava consciente em seu espírito do que eles estavam tramando. Quando temos esse testemunho interior, percebemos o ambiente, sentimos o coração das pessoas, e Deus revela se são confiáveis ou não.

Acredito que muitos diagnosticados com bipolaridade, na verdade, tiveram algum tipo de revelação. O Gadareno era considerado louco, mas estava endemoninhado. Dessa forma, há pessoas que apresentam dupla personalidade, mas na verdade têm uma revelação de algo que não é de sua natureza. Isso é um dos exemplos de realidades espirituais, que nem sempre conseguimos explicar, mas que sentimos no nosso espírito.

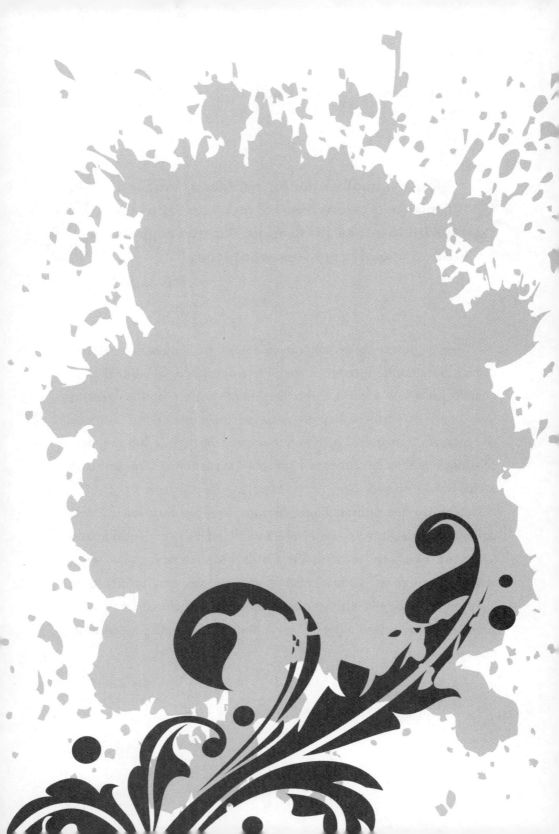

VIGÉSIMA PRIMEIRA FORMA DE DEUS FALAR: LÍNGUAS E SUAS INTERPRETAÇÕES

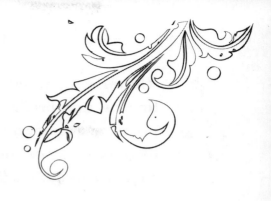

Quando uma pessoa ora em línguas, muitas vezes ela está se edificando, em conexão entre seu espírito e o Espírito Santo. Por outro lado, quando a oração em línguas é profética, ela carece de interpretação.

Portanto, quando há interpretação, trata-se de uma língua profética. Ou seja, para que o dito em línguas estranhas possa ser considerado uma profecia (uma das formas de Deus falar), sempre é necessário um intérprete; caso contrário, se a língua não for interpretada, não há edificação para a Igreja, somente para quem está orando – então não se trata de uma profecia.

Como está escrito:

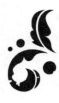

"Gostaria que todos vocês falassem em línguas, mas prefiro que profetizem. Quem profetiza é maior do que aquele que fala em línguas, a não ser que as interprete, para que a igreja seja edificada."

(1 Coríntios 14:5)

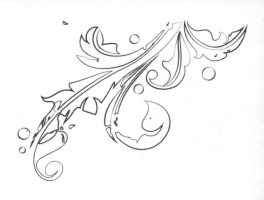

VIGÉSIMA SEGUNDA FORMA DE DEUS FALAR: A VOZ DO ESPÍRITO SANTO

Acredito que a voz do Espírito Santo começa a trabalhar nas pessoas ainda antes da sua conversão e as preserva de muitas coisas. Na maioria das vezes, nem sabem que é a Sua voz, acham que é meramente a voz da consciência.

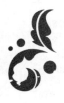 *"Mas aquele Consolador, o Espírito Santo, que o Pai enviará em meu nome, esse vos ensinará todas as coisas, e vos fará lembrar de tudo quanto vos tenho dito."*

(João 14:26)

Algumas pessoas defendem que temos de frequentar todos os lugares e aceitar todos os convites. Isso não é verdade. A Bíblia diz que há lugares a que o Espírito Santo nos leva e há lugares a que Deus não nos permite ir.

 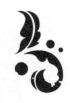

> "E, passando pela Frígia e pela província da Galácia, foram impedidos pelo Espírito Santo de anunciar a palavra na Ásia. E quando chegaram a Mísia, intentavam ir para Bitínia, mas o Espírito não lho permitiu."
>
> (Atos 16:6,7)

O versículo anterior diz que o Espírito Santo os impediu de pregar a Palavra na Ásia. Você pode perguntar: mas isso não é fazer acepção de pessoas? Não, isso é obedecer a Deus. O fato é que Deus pode estar tratando aquela pessoa e não quer que interfiramos no tratamento. Assim, o Espírito Santo nos conduz, e devemos ter sensibilidade para ouvir Deus falando conosco sobre o que fazer e o que não fazer.

A Voz do Espírito Santo é uma das vozes mais lindas que precisamos aprender a ouvir, porque Ela usa todas as maneiras de Deus falar conosco e fala diretamente ao nosso espírito. Inclusive, quando oramos em línguas estranhas é o Espírito Santo que conhece os planos de Deus e o futuro da nossa vida, sabe coisas que não sabemos e vai transmitindo aquilo a nós, colocando assim os Seus pensamentos, as Suas ideias dentro de nós.

Quer ter uma grande ideia? Quer aprender a fazer algo grandioso? Então comece a ter comunhão com o Espírito Santo, e Ele vai plantar muitas coisas boas em você. Acredito que pessoas que copiam os outros não têm comunhão com o Espírito Santo, porque precisam dos outros para imitar, não conseguem ouvir algo original, inédito, de Deus.

O Espírito Santo nos comunica sobre o nosso destino e comunica também a nossa importância, a nossa posição em Cristo Jesus. Ele também pode mudar a nossa visão e os rumos da nossa trajetória. A comunhão com o Espírito Santo muda muitas coisas na nossa vida, nos faz romper limites, crenças limitantes, remove todas as coisas velhas e nos faz viver o extraordinário.

O mundo é de ondas

O mundo é de ondas, ou seja, existem ondas muito boas, e quem primeiro surfá-las chamará mais atenção e verá o sucesso. Depois vem uma turma surfando atrás, e estes também colhem muitos frutos; mas há os atrasados: a onda já passou e eles estão ainda tentando subir nela. Enquanto isso, aquele que pegou a primeira onda já está entrando noutra. Se ouvirmos o Espírito Santo na nossa vida, sempre seremos os primeiros nas novas ondas de Deus.

> O Espírito Santo sempre traz mudanças.

Três coisas sobre a voz do Espírito Santo

1 – A voz do Espírito Santo transmite o plano atual de Deus

É o Espírito Santo que passa as coordenadas do que Deus tem para as nossas vidas hoje, bem como as coisas que virão amanhã. É por isso que precisamos ouvir Deus nos sinais que Ele revela, porque é o Espírito Santo nos dando direções de qual rumo tomar. Observe os sinais de Deus.

As pessoas, muitas vezes, tomam decisões sem perguntar para Deus, porque não estão acostumadas a ouvir o Espírito Santo. Humanamente, há coisas que parecem muito promissoras, mas o fato é que, se Deus não falar conosco, não devemos fazer, não devemos nos mudar de cidade, de estado ou país... Enquanto Deus não falar, é melhor ficar onde está.

Não podemos nos mover pela necessidade, mas sim por uma voz.

A voz que nos dá direção é a voz do Espírito Santo. É ela que precisa dirigir os nossos passos. O comodismo ou a falta de projetos são sinais de que algo já morreu em nós.

2 – O Espírito Santo fala com o espírito, a alma e o corpo

É o espírito que confirma algo em nosso interior, e faz isso, inclusive, por meio de uma tristeza, uma angústia. Portanto, entenda que nem sempre a tristeza ou a angústia são humanas ou diabólicas – às vezes são do Espírito. E por meio disso, Deus pode falar conosco, nos dizendo se estamos em um caminho errado ou se não estamos entendendo uma instrução Dele.

Isso já aconteceu comigo, quando eu não estava seguindo o projeto do Espírito Santo de colocar o ministério profético à frente de outros ministérios. Eu havia colocado o meu ministério pastoral à frente do profético, e o Espírito Santo colocou em mim uma tristeza, mostrando que Deus estava triste comigo, porque havia algo que estava desagradando a Ele. Eu estava em uma direção errada, fazendo algo que poderia matar o meu destino.

Quando ouvimos a voz de Deus, ela nos tira do lugar de mesmice, de círculo vicioso, de rotina (que nos prende), para nos enviar para o lugar da vontade Dele, a caminho de nosso destino e das Suas promessas. Mas tudo isso só é desencadeado à medida que ouvirmos a voz do Espírito Santo.

Deixe-me lhe dizer algo: se você acha que sua vida está muito parada, se perdeu o ânimo por permanecer em uma rotina massacrante, está precisando ouvir a voz de Deus para mudar isso. Quando perdemos a perspectiva do futuro, significa que há uma direção de Deus que está se perdendo na nossa jornada; aí precisamos ouvir o Espírito Santo.

3 – O Espírito santo nos leva à adoração

"E, porque sois filhos, Deus enviou aos vossos corações o Espírito de seu Filho, que clama: Abba, Pai."

(Gálatas 4:6)

A voz do Espírito Santo traz um conhecimento calmo para dentro de nós, clamando "paizinho". Dizer "Abba, Pai, Paizinho" é igual a Adoração (Abba, Pai = Adoração).

A Bíblia diz que Jairo, antes de fazer uma petição pela sua filha, se prostrou, adorou (Marcos 5). O Espírito Santo faz isso quando chegamos na presença de Jesus, nos leva ao espírito de adoração. Se não entramos em uma atmosfera, em um ambiente de adoração, nunca teremos grande eficácia em nossos pedidos.

"Então o Espírito Santo disse a Filipe: Chegue perto dessa carruagem e acompanhe-a."

(Atos 8:29)

Enfim, o Espírito pode nos dirigir, tanto a entregar uma palavra a alguém, a fazer determinada ação, quanto a nos posicionarmos. Ele é um ser falante, não é alguém mudo, não é uma força ativa, uma energia, como muitos acreditam. A Bíblia afirma que Ele é uma pessoa, tem personalidade, vontades e sentimentos, os quais expressa. A Bíblia, inclusive, reforça que o Espírito, que habita em nós, não quer nos dividir com o pecado, com as coisas erradas e ruins.

O Espírito Santo em nós quer se comunicar e é o nosso ajudador, aquele que Jesus deixou para nos auxiliar na nossa caminhada aqui nesta Terra (João 14). Ele é alguém presente, que nos assiste quando estamos chorando no chuveiro ou ajoelhados na beira da cama pedindo respostas a Deus.

COMO ATIVAR AS REVELAÇÕES

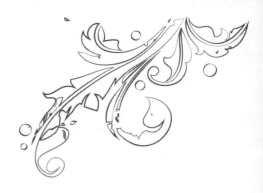

 "Por cujo motivo te lembro que despertes o dom de Deus que existe em ti pela imposição das minhas mãos."

(2 Timóteo 1:6)

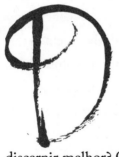entre as muitas perguntas que me são feitas, as questões mais recorrentes giram em torno destas perguntas: como posso ativar as revelações? Como discernir melhor? Como externar o que Deus me deu?

Quando o apóstolo Paulo falou para Timóteo despertar o dom, no versículo anterior, ele estava falando que este precisava colocar para fora o que havia recebido. Porém, não se pode externar algo sem antes saber como se mover naquela ferramenta. Explicando melhor: os dons são ferramentas de Deus; os sonhos e as visões também são. Temos de entender que despertar isso em nossa vida pressupõe alguns passos.

O primeiro é estarmos em ambientes que favoreçam isso. Se frequentamos espaços onde se ignoram os dons espirituais, não se creem nos ambientes sobrenaturais, será necessário buscar o destravar ou a renovação dos dons, bem como as revelações, em outro ambiente.

Acredito que pessoas que entram em contato com o profético, que andam com profetas e apreendem uma visão certamente são tocadas por aquele mover de Deus, por aquela provocação constante gerada pelo profético.

É necessário também fazer leituras de livros proféticos e definir os níveis do profético com os quais queremos ou não conviver. Isso porque existem vários tipos de ministérios proféticos, mas nem todos são bons para seguirmos. Por exemplo, não convém caminharmos com ministérios proféticos que não têm ética. Devemos estranhar quando um profeta fala mal de pastores ou até mesmo menospreza as igrejas. Não há profeta sem um sacerdote, todos precisamos de pastores. Profetas que não andam com pastores possivelmente não são profetas legítimos. Não acredito em um ministério profético que não se submeta ao ministério pastoral, que não respeite pastores.

Tenho visto a Igreja de Jesus muito dividida, todavia, os cinco ministérios são importantes na Igreja. Não só o ministério pastoral, nem só o profético, mas ambos são imprescindíveis para uma Igreja saudável, bem como o ministério de mestre, evangelista e apóstolo, pois cada um deles exerce um papel importante na Igreja.

Não podemos ser dependentes somente da revelação de um profeta, pois não é saudável seguirmos somente a homens; devemos aprender a falar com o Deus Todo-Poderoso. Todos nós precisamos tomar decisões diárias, e para isso precisamos de uma direção de Deus e não podemos depender de profetas. Apesar disso, é importante termos amigos profetas, porque seremos, certamente, abençoados. Quando estamos conectados a profetas, temos um acesso diferente e no momento em que precisamos. Deus os usa para dar uma resposta Dele a nós, mesmo que não peçamos.

Alguém pode perguntar: mas então por que existem profetas? Eles existem para nos ensinar a ouvir Deus, para entregar uma palavra de

Deus na hora em que Ele quiser e para quebrar a incredulidade de pessoas... Se queremos ativar as revelações em nós, é necessário nos aproximarmos de ministérios proféticos saudáveis, que servem ao Reino, e não a si mesmos – porque se um ministério não serve ao Reino, não faz parte do propósito de Deus. Há uma linha muito tênue entre alguém brilhar ou fazer Jesus brilhar.

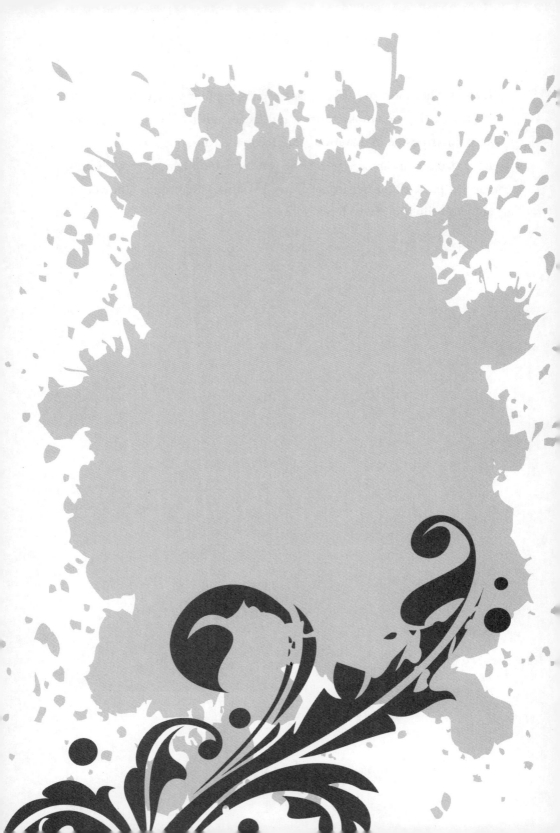

PREPARANDO-SE PARA ESCUTAR

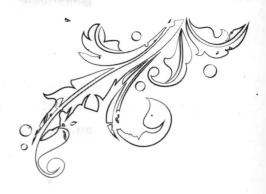

Primeiro: filtro espiritual

Elimine o que não vem de Deus e que pode ser da sua emoção (isso não é difícil de identificar). Além de tudo que já falamos, existe algo que todos precisamos ter: um filtro espiritual. Esse filtro só desenvolvemos pelo meditar nas Escrituras, porque o Espírito coloca um prumo dentro de nós que nos faz entender que, se algo não bate com a Palavra, não pode ser aceito como a voz de Deus. Além disso, uma instrução de Deus não vai contra outra instrução Dele, que é a Bíblia. Isto é, Deus não vai mandar marchar para um lado e logo depois para outro.

Geralmente, Deus dá uma instrução para nossa vida, mas, durante a nossa caminhada, há instruções advindas de outras fontes. Assim, podemos até caminhar por outras direções, mas todos temos uma direção específica da parte de Deus. Quem sai do desenho de Deus somos nós mesmos. Se temos um ministério para determinada área e alguém diz que temos uma inclinação para outra área, devemos permanecer na direção maior, na direção *Mor* que Deus deu, sem jamais sair dela.

Vou citar o meu próprio exemplo: Deus havia me levantado como profeta, mas depois veio o pastorado e, por um tempo, pude ser pastor, mas estava sempre com o ofício de profeta colado em mim, e uma coisa não se encaixava na outra. O pastorado atravessou meu caminho e eu o aceitei, mas o fato é que não deveria tê-lo feito; deveria, sim, ter permanecido profeta, e talvez hoje já estivesse em outro nível profético.

Segundo: santificação

Em um momento em que o povo queria muito ouvir Deus, Ele disse, por meio de Josué:

> **"Disse Josué também ao povo: Santificai-vos, porque amanhã fará o Senhor maravilhas no meio de vós."**
>
> (Josué 3:5)

Ou seja, Deus estava dizendo, por intermédio do profeta: diga para o povo se santificar, porque amanhã ouvirá a Minha voz. Portanto, precisamos nos santificar, isto é, procurar eliminar coisas erradas da nossa vida, para poder ouvir a voz de Deus, pois paramos de ouvir bem a Deus quando estamos em pecado.

Terceiro: estar cheio do Espírito Santo

Quando tenho dificuldade de interpretar um sonho ou em outra área profética, minha esposa logo diz (e concordo com ela cem por cento): "Você está orando pouco, pois quando você ora se nota a diferença: flui quando fala". Temos capacitações de Deus sobre nossa vida que se amplificam quando oramos.

Orar e estar cheio do Espírito Santo vão amplificar os dons, os talentos, as coisas que Deus tem colocado na vida de cada pessoa.

Quarto: pare para ouvir

O maior erro das pessoas é não parar para ouvir, é continuar fazendo as coisas na força do braço, é tentar e continuar tentando sem ter rendimento e resultado naquilo que estão fazendo. Precisamos parar e ouvir Deus. Muitos trabalham demais, fazem demais e não avançam, tudo porque não param para escutar Deus.

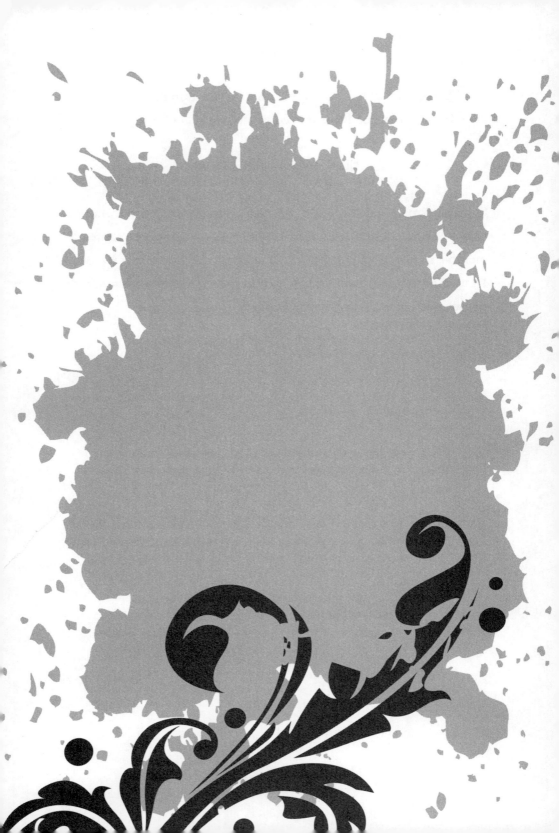

O OUVIR A DEUS E O NOSSO PROPÓSITO

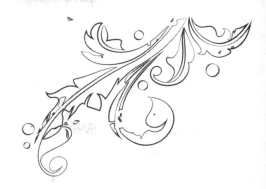

Se realmente queremos conhecer o nosso destino, precisamos ter ouvidos atentos ao que Deus quer nos revelar, aos sinais que Ele está dando. Temos que ir direto à fonte, e a fonte é Deus. Se não formos à fonte, podemos usar dez métodos diferentes para conhecer nosso propósito e não o encontraremos, pois ninguém conhece o nosso futuro como Deus.

Há pessoas que contratam mentores para entenderem o seu desígnio, mas um mentor não pode nos dar essa resposta. Só Deus pode nos falar sobre nosso amanhã, pois só Ele conhece o nosso futuro, só Ele sabe o porvir. Existe um elemento-chave para descobrirmos o nosso propósito: fome por Deus! Estar faminto por Deus vai revelar o nosso propósito, por isso temos que estar dispostos a buscá-Lo. Isso foi uma das coisas que mais demorei para aprender.

Por anos pastoreei igreja, cuidei de ovelhas, abri igrejas, aconselhei pessoas, mas percebi que, enquanto alguém não conhece o seu propósito, pode trabalhar muito, produzir muito, e isso não significar que esteja vivendo o seu propósito. Isto é, o que temos construído nem sempre é sinal de que estamos no propósito de Deus.

Steve Jobs foi um homem totalmente futurista, criativo e de uma personalidade incrível. Quando estava a terminar o seu tempo nesta vida, ele concluiu que o dinheiro e o reconhecimento que ele tinha não eram tão importantes. Nessa reflexão ele manifestou a importância de desfrutar a vida.

Esse homem passou grande parte da sua existência acreditando que o seu propósito era somente facilitar a vida de outras pessoas, mas ao fim se deu conta de que correra demais por algo que na verdade não fazia muito sentido, pois, no seu momento derradeiro, as pessoas que ele amava não estavam com ele. Vejo que muitas pessoas estão vivendo justamente assim, enganadas a respeito do seu propósito, baseadas em suas conquistas materiais, em impérios construídos, em patrimônios e fama.

O grande problema é que a maioria das pessoas não consegue parar para efetuar mudanças em suas vidas. Entram em um círculo tão vicioso que tudo que fazem é levantar, trabalhar, construir e contemplar. Foi o que o personagem bíblico Salomão fez durante a sua vida, para chegar ao final dela e notar que tudo aquilo era vaidade, era passageiro. Isso porque entendeu que seus olhos contemplavam coisas que não diziam respeito ao propósito de Deus na sua vida. Por esse motivo, no final da sua existência, afirmou que o que vale na vida é temer a Deus (Eclesiastes 12:13). O que Salomão quer dizer é que deveria ter dado mais atenção ao que era espiritual e não se deixar corromper pelo emocional e material.

Podemos ter uma profissão, mas esta deve ser um meio de colaborar com o Reino de Deus; caso contrário, não pode ser confundida com o propósito. Isto é, a nossa profissão não é nosso chamado, a menos que ela sirva ao Reino de Deus. Mesmo que estejamos vivendo grandes coisas, só nos sentiremos completos e verdadeiramente realizados se estivermos vivendo o nosso propósito. Isso porque a educação, a universidade, podem nos preparar para exercer um trabalho, mas não para vivermos o propósito. Por isso, é muito importante alinharmos a nossa vida ao desenho de Deus...

Como a revelação do propósito chegará a nós?

O Espírito Santo sempre utilizará meios sobrenaturais para nos trazer a revelação do nosso propósito. Não será pelo esforço da nossa mente, pois a revelação do nosso propósito não tem a ver com o conhecimento humano, de quem somos ou do que podemos fazer; trata-se de um conhecimento espiritual do nosso destino. Isso acontece por meio da fonte da revelação: Jesus.

Deus pode usar um sonho, uma visão e muitas outras formas para revelar o propósito da nossa vida. Se começarmos a anotar as coisas que mais nos marcaram, seja em sonhos, seja por outras maneiras de Deus falar, dificilmente deixaremos de entender o que Ele preparou para a nossa vida, pois isso se configurará em um mapa indicando onde se encontra o nosso propósito.

Deus nos dá indicadores do nosso propósito, anunciando o que há de vir:

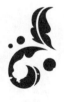

> "Mas, quando vier aquele Espírito de verdade, ele vos guiará em toda a verdade; porque não falará de si mesmo, mas dirá tudo o que tiver ouvido, e vos anunciará o que há de vir."
>
> (João 16:13)

Muitas vezes o que chama a nossa atenção está ligado ao propósito. Comigo foi assim, vi aquele homem profetizar no meio da igreja e aquilo me cativou, algo foi despertado em mim.

O propósito da nossa vida sempre servirá a um plano maior, coletivo e divino, e não somente a uma realização pessoal e individual. José foi governador do Egito, mas isso superou seu cargo, pois Deus o usou para salvar uma grande parcela da humanidade em um tempo de crise. Assim, todo o propósito está ligado ao Reino de Deus e a servir à Igreja. Independentemente de sermos médicos, advogados, engenheiros ou professores, é possível usar a nossa profissão para fazer algo para além do natural, realizar algo no espiritual, pois todos os talentos que Deus dá são para servir ao Reino de Deus.

Como liberar o poder criativo de Deus?

Tenho pensado muito sobre essa questão, porque em todo o ministério de Jesus podemos observar o Seu poder criativo para curar, libertar e até mesmo para pregar o Evangelho, porque o poder sem medida do Espírito Santo habitava Nele e se movia por meio Dele. Por isso, veremos o poder criativo em nosso meio à medida que tivermos comunhão com o Espírito Santo. Já que, conforme está escrito:

> "Mas Deus no-las revelou pelo seu Espírito; porque o Espírito penetra todas as coisas, ainda as profundezas de Deus. Porque, qual dos homens sabe as coisas do homem, senão o espírito do homem, que nele está? Assim também ninguém sabe as coisas de Deus, senão o Espírito de Deus. Mas nós não recebemos o espírito do mundo, mas

o Espírito que provém de Deus, para que pudéssemos conhecer o que nos é dado gratuitamente por Deus."

(1 Coríntios 2:10-12)

O Espírito de Deus tem o poder de revelar todas as coisas, portanto, para conhecermos o propósito, primeiramente temos que conhecer Deus, ter comunhão com Ele, pois ninguém conhece o propósito sem conhecer Deus. E para conhecermos Deus, os Seus planos e o nosso papel em tais planos, devemos dedicar tempo e esforço.

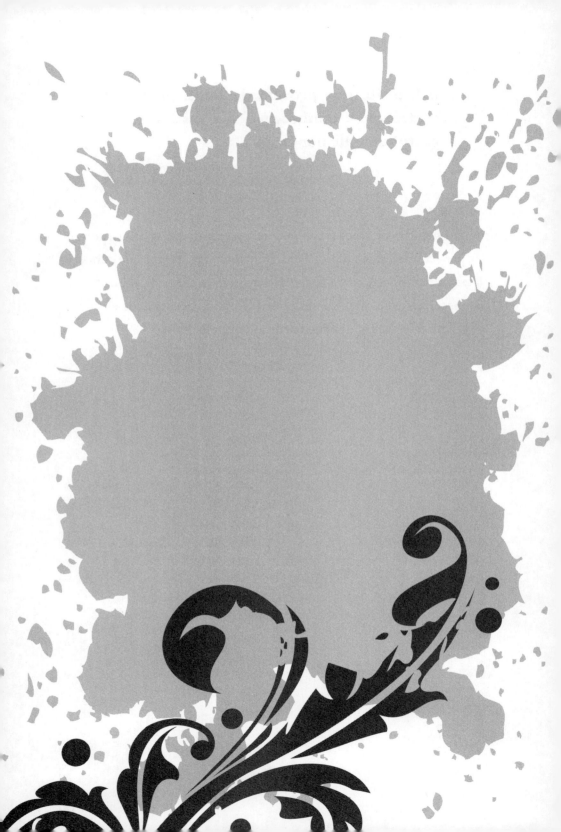

DEUS SE MOVE POR PACTOS

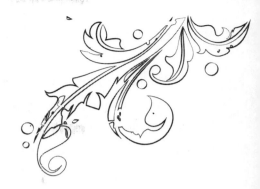

 "As minhas ovelhas ouvem a minha voz; eu as conheço, e elas me seguem."

(João 10:27)

Aqui Deus está falando de pessoas que têm pacto com Ele, pois quem tem pacto com Deus conhece a voz de Jesus. Se não estamos ouvindo a voz de Jesus é por falta de pacto, então é preciso mais relacionamento com Deus. O poder de um pacto é algo extraordinário, porque o pacto independe da nossa disponibilidade, ou de quão bem ou mal nos sentimos. Um pacto nos faz cumprir o que compactuamos.

Quando temos pacto com Deus, ouvimos e obedecemos a Sua voz. Muitas pessoas, por não ouvirem Deus, quebraram o pacto e por isso deixaram de reconhecer a voz de Jesus. Se quebrarmos o pacto com Deus a todo momento, Ele não falará mais tanto conosco. Não é que Deus seja vingativo, mas Ele se move por pactos. Então, quando quebramos uma instrução de Deus, Ele não nos abençoará como antes.

Quando realmente conhecemos Deus, deixamos de resistir a Sua vontade. É sempre melhor obedecer mais, sem questionar, pois, quando desobedecemos, quebramos o pacto, desfazemos a aliança, e isso é terrível. Deus espera que obedeçamos a Ele nas pequenas e grandes instruções, nos mínimos detalhes e nos grandes empreendimentos.

Pactos geram promessas, e promessas são procurações na oração. Abraão tinha um nível tão alto de pacto com Deus que Ele afirmou que não ocultaria nada dele (Gênesis 18:17). É assim quando temos forte pacto com Deus, Ele nos revela tudo em relação a nós, ao nosso futuro e ao destino dos nossos filhos. Se tivermos pacto com Deus, Ele guardará a nossa vida e a dos nossos descendentes.

Há benefícios e direitos que temos quando vivemos um pacto com Deus, e um deles é saber a razão de alguns planos. Há coisas que o Senhor vai nos pedir; se Lhe obedecermos, Ele vai mostrar o motivo daquele pedido. Abraão caminhava pela fé, e não pelas suas circunstâncias naturais, porque sabia que Deus sempre tem um plano. Quando o Senhor pediu Isaque, Abraão não demorou em entregá-lo, porque conhecia Deus e sabia que Ele é poderoso para prover o escape, para trazer uma solução. Portanto, quando Deus lhe pedir algo, não demore a entregar, porque, se Deus pede alguma coisa, é porque Ele já tem um plano em relação àquilo. Além disso, Ele sempre proverá quando nos motivar a entregar.

À medida que nossa relação com Deus cresce, Ele nos revela mais sobre nosso chamado, revelando os Seus planos adicionais conforme vamos obedecendo a Suas instruções. Além disso, para termos mais revelação sobre nosso propósito, devemos estar em ambientes adequados, pois somos produtos do meio. Por isso, encontros sobrenaturais são muito importantes, uma vez que revelam chamados.

Propósito de vida revelado em um encontro com Deus

"E apareceu-lhe o anjo do Senhor em uma chama de fogo do meio duma sarça; e olhou, e eis que a sarça ardia no fogo, e a sarça não se consumia. E Moisés disse: Agora me virarei para lá, e verei esta grande visão, porque a sarça não se queima. E vendo o Senhor que se virava para ver, bradou Deus a ele do meio da sarça, e disse: Moisés, Moisés. Respondeu ele: Eis-me aqui."

(Êxodo 3:2-4)

Moisés necessitou desse encontro com Deus para entender o seu propósito, que era retornar ao Egito e libertar o seu povo. Se você ainda não compreendeu o seu propósito, talvez necessite de um encontro com Deus. O que chamou a atenção de Moisés foi uma sarça que não se consumia. Deixe-me lhe dizer algo: Deus está na sarça. Você pode me perguntar: "Onde está essa sarça?". Eu lhe devolvo: "Qual é o único lugar desta Terra em que a sarça está sempre pegando fogo, onde nunca se apaga?". É na presença de Deus! A presença de Deus é o lugar da sarça, é lá que ouviremos sobre o nosso futuro e sobre a necessidade de mudarmos as rotas.

Os encontros sobrenaturais mudam nosso coração, revelam o nosso propósito e ativam o nosso chamado. Por isso necessitamos ter encontros com Deus.

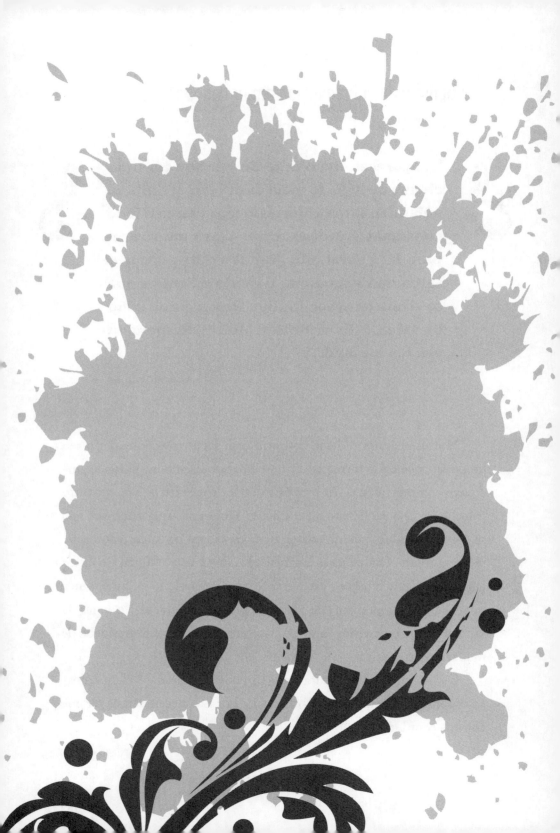

A IMPORTÂNCIA DA REVELAÇÃO DE DEUS

Sem revelação, anda-se em círculos. Toda pessoa que está sem revelação de Deus está presa a uma rotina, está engessada. Só viverá algo realmente novo se tiver uma revelação de Deus para sair do lugar, caso contrário, ficará anos construindo tijolinho por tijolinho, sabendo que poderia estar construindo prédios rapidamente.

As pessoas precisam descobrir que há um rio de Deus cheio de vida pelo qual cruzam e de cujas águas bebem, recebendo algo novo para sua vida. Algo novo que as vai tirar da curva, mexer com as estruturas e tudo o que estiver ao redor.

Sem revelação podemos morrer

 "Peço que o Deus de nosso Senhor Jesus Cristo, o glorioso Pai, lhes dê espírito de sabedoria e de revelação, no pleno conhecimento dele."

(Efésios 1:17)

A Igreja de Éfeso era cheia de avivamento, mas o apóstolo Paulo disse a essa igreja que não se esquecesse da revelação, porque entendia que ela precisa estar na Igreja. A igreja que não anda por uma direção de Deus não está prosperando e avançando como deveria. Na força do braço, uma igreja até consegue andar um pouco, mas, quando anda por uma palavra de Deus, o avanço é surpreendente e sobrenatural.

Às vezes alguém está tentando romper em uma cidade, vencer em um lugar, destravar geograficamente, multiplicar – e não consegue... Quero lhe dizer que está faltando uma revelação, já que uma revelação de Deus abre caminhos, porque carrega a unção de rompimento. A unção de rompimento é aquela que abre. Uma mulher que vai dar à luz rompe para a criança vir.

É a revelação que traz o rompimento.

Sintonia certa

Muitos cristãos não estão sintonizados com a revelação de Deus. A falta de sintonia com a revelação, com o que Deus está dizendo, traz perdas, por isso precisamos estar sintonizados ao que Deus está falando conosco. Há sinais de Deus por todo lado na nossa vida, e é necessário compreender o que Ele está dizendo a todo momento. Sintonize-se com a revelação de Deus no exato momento em que Ele fala.

Quando queremos acessar uma estação de rádio AM, não adianta estar na FM, pois é outra frequência, outra onda. Uma é onda média, a outra é onda curta. Temos que estar na mesma frequência, na mesma onda, para ter as revelações do Espírito. Temos que estar na mesma onda do Espírito para verdadeiramente rompermos.

Aprendi que o Espírito Santo sonda as coisas que nunca foram ouvidas pelos ouvidos ou olhos humanos. Você saberá quando Ele estiver falando pela via dessa revelação. Sei que é uma revelação de Deus em mim quando aquilo se abre e as minhas ideias começam a se acelerar, uma após a outra.

Pode ter certeza, muita gente que inventou coisas boas, como a luz elétrica, teve uma revelação de Deus, porque Ele planta ideias em nós e depois acelera nossos pensamentos. Que estejamos sintonizados com o que o Espírito Santo está falando conosco, com a direção Dele para nossa vida, para nosso ministério, nesse momento.

Os nossos planos precisam estar alinhados com os projetos e os planos que Deus tem para nossa vida. Existem muitas vozes neste mundo, e estas tentam nos confundir, então é necessário observar, parar um pouco e ver o que Deus está fazendo, parar para ouvir. Deus está querendo fazer algo muito maior do que já fizemos, mas precisamos pegar a revelação que Ele está querendo dar.

Quando ouvimos e capturamos a voz de Deus, isso gera vida em nós. Todos recebemos revelações e temos visões, mas só receberemos a vida se entendermos. Podemos ter um sonho muito de Deus, mas, se não compreendermos, não teremos a revelação. Isso significa que, entre o sonho e a revelação, há o discernimento, uma percepção espiritual que precisa ser treinada. Para isso podemos usar os cinco sentidos físicos e espirituais. Eles nos ajudarão a entender o que Deus está querendo falar sobre uma pessoa, um ambiente, um lugar.

Há lugares em que não sentimos paz. Isso é uma revelação de Deus. Em contrapartida, há lugares em que sentimos uma liberdade maior e temos ideias de como nos movermos, o que fazemos, então estamos tendo entendimento certo.

Motivos pelos quais alguns recebem mais revelações

Alguns recebem mais revelações do que outros, e existem algumas razões para isso.

1ª – Valorizam o que Deus diz

Temos que valorizar o que Deus diz ou já disse para nós, crer naquilo que Ele fala, independentemente das circunstâncias. Há pessoas que não valorizam o que Deus diz. Por exemplo, se Deus fala que vai fazê-las prosperar, que vai fazer delas colunas financeiras na sua cidade ou na igreja, não acreditam. Muitas vezes nem mesmo valorizam aquilo que elas têm capacidade de realizar ou os dons que Deus dá.

2ª – Elas usam o que têm

A diferença é que alguns usam o pouco que têm, mas usam efetivamente, enquanto outros têm muito, mas não usam nada. Temos que entender que aquilo que Deus nos deu é suficiente para romper nesse tempo.

A primeira responsabilidade do homem é obedecer à revelação que tem. Se não seguirmos as instruções de Deus, não vamos dar o próximo passo. Entendi que as revelações de Deus são progressivas, ou seja, Ele dá uma instrução hoje e analisa se vamos obedecer, para, então, liberar a segunda instrução. É como o mapa do tesouro: chegamos a uma pista, depois vamos para outra, até chegar ao lugar que Deus tem para nós.

Nesse sentido, meu conselho é: obedeça às revelações que Deus tem lhe dado, siga a direção que Ele tem plantado no seu coração, não fique apegado a coisas, a lugares, não fique pensando no que você não tem. Comece com aquilo que Deus está direcionando, com aquilo que está nas suas mãos. Se há uma palavra de Deus para a sua vida, isso é tudo de que você precisa.

A fé nunca é maior que a revelação

Se temos uma revelação de que Deus cura, sabemos que Ele cura, que opera milagres, e sabemos que nossa fé vai alcançar o nível dos milagres. Isto é, necessitamos ter revelação de algumas coisas para que a nossa fé não seja limitada. Hoje entendo que não há limites para o agir de Deus. O homem tenta limitá-lo, mas Deus é ilimitado.

Recebi um testemunho de um ateu influente que, além de não acreditar em Deus, falava mal dos cristãos. Um dia ele teve um sonho – por mais que fosse ateu, o sonho veio, como vem para todos. Esse indivíduo, muito curioso, procurou na internet o significado de tal sonho e acabou vendo um vídeo meu. Aí ele ouviu a interpretação, e dali a pouco estava cruzando pelo YouTube e lhe foi recomendado outro vídeo meu em que, justamente, eu estava ao vivo. Ele clicou no vídeo exatamente na hora em que eu estava entregando uma palavra: "Você que não acredita em Deus, que Deus falou contigo em sonho...". Resumindo, esse homem veio à minha *Escola de Profetas*, aceitou Jesus e trouxe a sua esposa. São as coisas loucas que confundem os sábios (1 Coríntios 1:27).

Essas coisas são possíveis porque os sonhos, como já vimos, são a única maneira de Deus falar com alguém sem a interferência das distrações. Alguém pode não querer saber da Igreja, não querer ouvir um pastor, um conselho, mas o sonho não se tem como evitar ou interromper. O sonho é o único lugar em que nem o livre-arbítrio consegue agir. É o único lugar em que Deus fala e ponto final.

O homem não pode limitar Deus. Aqueles que muitas vezes criticam as revelações são os que mais precisam delas, pois o que está faltando para eles é justamente a revelação. É por isso que a Igreja precisa viver mais no Espírito, pois então não julgará algumas coisas, mas compreenderá as iscas e as estratégias de Deus.

A revelação não é recebida descuidadamente

"E, acercando-se dele os discípulos, disseram-lhe: Por que lhes falas por parábolas? Ele, respondendo, disse-lhes: Porque a vós é dado conhecer os mistérios do reino dos céus, mas a eles não lhes é dado."

(Mateus 13: 10-11)

Os mistérios, as revelações de Deus, não são para qualquer um, são para aqueles que estão no rastro da revelação. Entenda, o ouro precisa ser escavado de dentro da rocha. É necessário buscar a revelação, buscar as direções de Deus. Há momentos em que é melhor pararmos com quase tudo que estamos fazendo e nos isolarmos em um quarto até recebermos uma direção de Deus.

Precisamos mais de perguntas que de respostas

Aquele que tem todas as respostas está bem longe do caminho da revelação. Precisamos fazer mais perguntas do que ter respostas, porque perguntas vão nos levar a procurar mais, a buscar mais, a entrar no sobrenatural de Deus, na Sua mente.

Não podemos pensar que fazendo as mesmas coisas produziremos algo novo. Precisamos de uma revelação de Deus, de uma visão Dele, para fazermos algo

> "Estradas" familiares não produzem resultados inéditos.

diferente. Peço que Deus coloque um projeto, um desenho Dele dentro de cada um de nós, que nos mova do lugar, do comodismo, e nos leve a nos movimentarmos, a acelerar as coisas na nossa vida.

As três etapas da revelação

Primeira etapa: a recepção da revelação

Isto é, a forma como recebemos a revelação. Somos um recipiente no qual algo entra ou é colocado – por meio dos sonhos, das visões ou de uma palavra pregada – e, depois de recebido, deve ser interpretado. É quando sentimos que algo entrou em nós e o entendemos que aquilo se torna uma revelação para nossa vida.

As coisas que entram em nossa vida são lições e princípios que Deus está nos dando para a nossa caminhada. A maneira como você recebe essa revelação mostra para Deus o quanto está interessado em aprender. Deus está à procura não de pessoas capacitadas, mas de pessoas ensináveis, porque a pessoa ensinável está com seu ventre espiritual vazio, aberto, pronto a receber.

Se Deus encontrar em você um ventre espiritual pronto a receber revelação, e notar que não vai jogar fora o que Ele colocar dentro de você (mas pegará para sua vida, ministério, vida profissional), isso será o ponto inicial para outras revelações virem.

Segunda etapa: interpretação

Depois da recepção, devemos interpretar a revelação; ela deve ser mastigada. Da mesma forma que uma carne não pode ser engolida inteira, devemos mastigar o que Deus fala conosco, isto é, temos que interpretar. Esse é o segundo nível da revelação: depois de receber, interpretar, achar uma maneira de abrir o código da instrução que Deus está dando.

Terceira etapa: aplicação da revelação

À medida que compreendemos as coisas do Espírito, não apenas estamos recebendo o entendimento sobre o que Deus falou, mas também estamos recebendo o poder para aquilo. Então, por exemplo, se Deus está dando a você o entendimento sobre algo ligado à liderança, Ele o está capacitando para ser um bom líder. Isso porque você recebeu aquela revelação, a interpretou e a está aplicando na sua vida. Assim, está recebendo uma unção (capacitação divina) para liderança.

EPÍLOGO

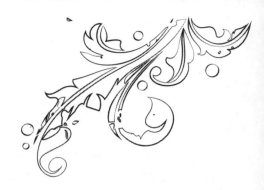

A comunicação é talvez o maior veículo e vínculo de qualquer relacionamento, pois qualquer relação se ajusta, funciona, se aprofunda com diálogo. Mesmo que seja um diálogo de sinais, todo relacionamento passa pela comunicação. Então, se queremos ter comunhão estreita com o Espírito Santo, com o nosso Deus, precisamos aprender as linguagens Dele.

Acredito que há muitas outras formas de Deus falar além das desenvolvidas neste livro, mas quero deixar registrado que precisamos aprender o idioma de Deus, a Sua linguagem. Se compreendermos isso, nossa vida será completamente mudada.

Que estejamos atentos a todos os sinais, até um estalo, observando o que Deus tem falado conosco. Isso é preciso.

O idioma de Deus não é hebraico, aramaico, grego, inglês ou chinês. O primeiro idioma de Deus não é português ou qualquer outra língua humana. Deus tem outras maneiras de falar conosco, e o interessante é que a linguagem Dele alcança a todos.

Quero destacar que o Céu tem o seu próprio idioma. Mesmo as línguas estranhas, que podem até ser chamadas de línguas dos anjos, não são a linguagem de Deus. O idioma de Deus é outro, que se vê e se ouve já traduzido no nosso interior.

Tudo o que precisamos é aprender a linguagem Dele, nas suas várias formas, não somente por meio dos sinais, dos sonhos, das visões ou apenas da Bíblia. O idioma do Céu tem muitas características, muitos desenhos, e precisamos nos tornar *experts* nisso se quisermos compreendê-lo.

Jesus disse:

 "As minhas ovelhas ouvem a minha voz, e eu conheço-as, e elas me seguem."

(João 10:27)

De tudo o que possuímos ou possamos vir a ter, a coisa mais preciosa é aprender a captar a voz de Deus, porque Ele está sempre falando... todos os dias! Que sejamos sensíveis a Sua voz! E que desenvolvamos o discernimento espiritual, pois percepção espiritual sem discernimento não nos dá acesso. De nada adianta termos sensações se não entendermos o significado daquilo.

Para encerrar, quero enfatizar que cada um de nós precisa identificar a maneira mais usual, mais recorrente, pela qual Deus fala. Por exemplo, já identifiquei a maneira mais comum como Deus fala comigo: é quando estou orando. Há pessoas a quem Deus mais fala em visões, outras, em sonhos, outras, nas pregações. Não obstante, acima de todas as maneiras como Deus fala, a Bíblia sempre vai falar com todos. Assim, o leque do ouvir Deus pode ir dos sonhos à vida real, de coisas que Deus nos faz ver, ouvir ou sentir. Podemos dizer que muitas são mensagens visuais com legendas.

Ainda que o homem tenha grandes dificuldades de crer no sobrenatural de Deus, Ele se revela a nós de muitas maneiras. Dessa forma, precisamos ter o entendimento de que há muito mais a descortinar do sobrenatural de Deus e sobre as formas que Ele usa para comunicar a Sua vontade a nós.

Pegue essa direção e você começará a entender mais como Deus se move, bem como poderá capturar a forma como Deus mais fala com você. Isso fará toda a diferença na sua vida.

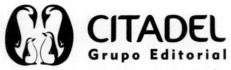

Livros para mudar o mundo. O seu mundo.

Para conhecer os nossos próximos lançamentos
e títulos disponíveis, acesse:

🌐 www.**citadel**.com.br

f /**citadeleditora**

📷 @**citadeleditora**

🐦 @**citadeleditora**

▶ Citadel - Grupo Editorial

Para mais informações ou dúvidas sobre a obra,
entre em contato conosco pelo e-mail:

✉ contato@**citadel**.com.br